AF577637

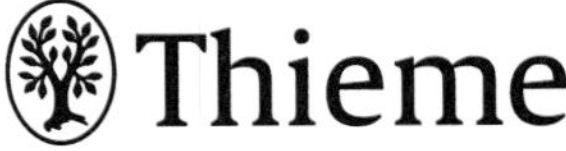
Thieme

Funktionelle Differenzialdiagnosen in der Osteopathie

Zusammenhänge verstehen – Lösungsansätze finden

Johanna Slipek-Ragnitz
Marion Dratwa

50 Abbildungen

Georg Thieme Verlag
Stuttgart · New York

Bibliografische Information
der Deutschen Nationalbibliothek
Die Deutsche Nationalbibliothek verzeichnet diese Publikation in der Deutschen Nationalbibliografie; detaillierte bibliografische Daten sind im Internet über http://dnb.d-nb.de abrufbar.

Johanna Slipek-Ragnitz
Praxis für Osteopathie
Funkenburgstraße 12
04105 Leipzig

Marion Dratwa
Praxis für Osteopathie
Funkenburgstraße 12
04105 Leipzig

Osteopathie Dratwa
Rudolph-Virchow-Straße 2
04552 Borna

Ihre Meinung ist uns wichtig!
Bitte schreiben Sie uns unter:
www.thieme.de/service/feedback.html

Rüdigerstr. 14
70469 Stuttgart
Deutschland
www.thieme.de

Printed in Germany

Umschlaggestaltung: Thieme Gruppe
Zeichnungen: Christine Lackner, Ittlingen; Grafikbüro Schaaf, Karlsruhe; mit Übernahmen aus: Schünke M, Schulte E, Schumacher U. Prometheus. LernAtlas der Anatomie. Illustrationen von M. Voll und K. Wesker. Stuttgart: Thieme.
Umschlagillustration: Grafikbüro Schaaf, Karlsruhe
Satz: Ziegler und Müller, Kirchentellinsfurt
Druck: AZ Druck und Datentechnik GmbH, Kempten

DOI 10.1055/b-005-145237

ISBN 978-3-13-240173-0 1 2 3 4 5 6

Auch erhältlich als E-Book:
eISBN (PDF) 978-3-13-240174-7
eISBN (epub) 978-3-13-240175-4

Widmung

Meinen Eltern
Meiner Tochter

Johanna Slipek-Ragnitz

Geleitwort

Ganzheitlichkeit ist ein Modewort und in den meisten Kontexten, in denen es ins Spiel gebracht wird, leuchtet es unmittelbar ein, warum eine ganzheitliche Herangehensweise etwas Gutes ist: Überall, wo bestimmte Phänomene Wirkungen komplexer Systeme sind, scheint man die Systeme im Ganzen untersuchen zu müssen, um zu verstehen, warum die fraglichen Phänomene entstehen. Mitunter muss man scheinbar unterschiedliche Parameter ändern, um die Phänomene zu beeinflussen. Das Phänomen des Magnetismus verstanden die Menschen z. B. erst, als sie Theorien darüber entwickelten, wie die kleinsten Dinge im Universum zusammenspielen. Dafür reichte einfaches mechanisches Wissen nicht aus. Das Phänomen, dass die Dinge im Allgemeinen nach unten fallen, verstanden wir erst, als Theorien darüber entwickelt wurden, wie die größten Dinge im Universum zusammenspielen. Die Erkenntnis, dass wir weitaus mehr in unsere Theorien aufnehmen müssen, um scheinbar Alltägliches zu verstehen, trifft uns immer wieder – bei kulturellen Phänomenen, bei wirtschaftlichen Fragen, in politischen oder moralischen Kontexten und natürlich auch in Fragen, die unseren Körper betreffen.

Gerade in dem Bereich zwischen Sport, Ernährung und Medizin gehören Wechselwirkungen zwischen scheinbar unverwandten Phänomenen zur alltäglichen Erfahrung: Manche Getränke machen munter, zu viel Zucker führt zu Unkonzentriertheit, bei Zwielicht kommt es leicht zu Kopfschmerzen, Hunger macht aggressiv, ein Dauerlauf hilft gegen Stress, chronische Schmerzen rauben Energie, Optimismus verhilft zu körperlicher Kraft, ein voller Magen studiert nicht gern. Aus solchen und etlichen anderen Fällen lernen wir, dass Ernährung, Umwelteinflüsse und Gesundheit auf komplizierte Weise zusammenhängen müssen. Deshalb werden wir so oft wie möglich angehalten, den Horizont zu erweitern, über den Tellerrand hinauszuschauen, das große Ganze in den Blick zu nehmen. Diese Floskeln sind vertraut – bei aller Abgeschmacktheit müssen wir jedoch zugeben, dass meist auch etwas an ihnen dran ist.

Entsprechend groß ist die Versuchung, die Osteopathie als einen von vielen ganzheitlichen Ansätzen in der Medizin zu betrachten, die alle Teil derselben Mode sind. Wir sollten dieser einfachen Klassifizierung widerstehen. Die frustrierenden Erfahrungen mit der Schulmedizin, verbunden mit der Erkenntnis, dass alles irgendwie mit allem anderen zusammenhängt, machen zunächst jeden medizinischen Ansatz attraktiv, der über das enge kausale Erklärungsnetz der klassischen, westlichen Medizin hinausgeht. Was in meinen Augen aber wesentlich für die Osteopathie ist, ist nicht ihr ganzheitlicher Ansatz, sondern die Genauigkeit, die mit dem Willen einhergeht, auch komplexere kausale Vernetzungen zu erkunden. Daraus resultiert de facto ein Blick über die Grenzen der Schulmedizin hinaus: Osteopathen kämen nicht auf die Idee, ausschließlich das Knie zu untersuchen, weil der Patient über Schmerzen im Knie klagt. Es wird stattdessen in anatomisch entlegenen Winkeln gesucht, wenn das notwendig ist. Es wird einkalkuliert, dass die Ernährung genauso relevant sein könnte wie die alltägliche Belastung oder traumatische Ereignisse vor 15 Jahren. Kurz und gut: Osteopathen haben die Bereitschaft, auch in fernen Bereichen nach kausalen Einflüssen zu suchen. Wenn Ganzheitlichkeit bedeutet, dass nicht von vornherein Teile der Welt bei dieser Suche ausgeschlossen werden, dann ist die Osteopathie natürlich ein ganzheitlicher Ansatz.

Allzu oft hat aber die Idee der Ganzheitlichkeit einen anderen Beweggrund: Die Idee, dass alles mit allem zusammenhängt, lädt zu Pseudoerklärungen ein, die letztlich nichts über die Ursachen einer Krankheit, Störung oder Verletzung verraten. Wenn alles mit allem zusammenhängt, würde dann eine beliebige Veränderung nicht auch auf das fragliche Phänomen einwirken? Unglücklicherweise geht die Idee der Ganzheitlichkeit oft mit Misstrauen (oder Verachtung) gegenüber kausalen Erklärungen einher. Sobald wir aber nicht mehr erklären müssen, warum aus Ursache A die Konsequenz B folgt, werden medizinische Eingriffe zu magischen Ritualen, die bestenfalls einfach funktionieren – auch wenn wir nicht wissen, warum das so ist. Das mag in bestimmten Kontexten das Beste sein, was wir haben können, das ist aber nicht das erklärte Ziel der Osteopathie. So, wie wir die Wissenschaft kritisch betrachten können, ohne die Idee der Wissenschaftlichkeit aufzugeben, oder bestehende Kausalerklärungen anzweifeln können, ohne die Idee der Kausalität und ihre Verbindung zum Erklären und Verstehen anzuzweifeln, können wir auch die Schulmedizin hinterfragen, ohne die Idee aufzugeben, dass gute Mediziner genau wissen wollen, wie der Körper auf allen möglichen Ebenen funktioniert und welche Parameter welche Phänomene beeinflussen. Wo sich die Schulmedizin auf ein enges Terrain beschränkt, bringt die Osteopathie nicht irgendwelche Faktoren ins Spiel, weil es en vogue ist, ganzheitlich zu denken. Die Ganzheitlichkeit ist hier nicht ausschlaggebend, sondern die Genauigkeit, mit der untersucht wird, wie dieses oder jenes Problem an der Wurzel gepackt werden kann, statt einfach nur ein Pflaster darüberzukleben. Deshalb ist der Verweis auf die Ganzheitlichkeit – anders als in manchen spirituellen Kontexten oder in einfachen Ansätzen der Alternativmedizin – keineswegs beruhigend. Es macht die Dinge nicht einfacher, dass alles mit allem zusammenhängt (oder doch zumindest zusammenhängen könnte). Es macht das Wissen, das erworben werden muss, um einzelne Phänomene zu erklären und zu verändern, um ein Vielfaches größer.

Ich hatte das große Glück, im Laufe der Jahre einige Osteopathen kennengelernt zu haben, und zwar nicht nur als Patient. Was mich neben den Behandlungserfolgen am meisten beeindruckt hat, waren der Wissensdurst und der unerschöpfliche Mut angesichts immer größerer Wissensberge, die von ihnen noch bezwungen werden müssen. Es waren alles Menschen, die keine Angst vor Komplexität haben und die sich nicht mit der Beruhigung, die mit einfachen Erklärungen einhergeht, zufriedengeben. Die Genauigkeit, der Wissensdurst, die Wahrhaftigkeit sich selbst gegenüber – und etliche andere epistemische Tugenden – sind natürlich umso wichtiger, wenn es nicht nur um die Erweiterung der Theorie oder des eigenen Wissens geht, sondern um die Arbeit am Patienten: um das Ergründen der wirklichen Ursachen der Leiden, mit denen Patienten zum Osteopathen kommen. Es ist daher ein äußerst glücklicher Umstand, dass sich eine so erfahrene Schulmedizinerin *und* scharfsinnige Osteopathin wie Johanna Slipek-Ragnitz die Mühe gemacht hat, ihre Erfahrungen und Gedanken zu den funktionellen Differenzialdiagnosen einzelner Symptome und Beschwerdebilder niederzuschreiben, um damit andere darin zu unterstützen, sich noch genauer und kritischer auf die Suche nach den Ursachen von körperlichen Phänomen zu machen.

Vitte/Hiddensee, im Juli 2018
Dr. phil. Christian Wirrwitz

Vorwort

Schon vor Jahren kam mir im Zuge meiner Tätigkeit als osteopathisch arbeitende Ärztin wiederholt der Gedanke, die Erfahrungen und Erkenntnisse aus der Praxis in einem Buch zu beschreiben. Genauso oft, wie dieser Gedanke aufkam, wurde er jedoch wieder verworfen. Zu komplex, zu umfassend und daher einfach nicht zu meistern, erschien mir der Stoff nicht geeignet für eine lineare Abhandlung in Form eines Buches.

Die ärztliche Ausbildung und Arbeit in der Schulmedizin bilden nach wie vor eine hervorragende Grundlage für meine heutige Arbeit in der Praxis und als Dozentin in der Ausbildung von Studenten. Sie war jedoch mehr als einmal auch hinderlich im Erfassen der Menschen und ihrer Symptome und Probleme. Das lag einerseits an einer anerzogenen Fokussierung auf ein lokales Problem, wodurch es mir schwerfiel, den Blick auf das ganze System Mensch zu richten, andererseits brauchte es viel Mut, eingeübte und vertraute Denkweisen aufzugeben, neue Wege zu gehen und als junge Ärztin die gerade gewonnene Pseudosicherheit, die mir der weiße Arztkittel gab, wieder aufzugeben. Es galt, viele Fragen zu stellen, schulmedizinische Grundsätze, die ich selbst noch kurz vorher für unumstößlich hielt, zu hinterfragen und bereits aus den frühen praktisch-osteopathischen Erfahrungen diese Grundsätze über den Haufen zu werfen. Es fanden sich andere Antworten und Lösungen. Vor allem fand ich einen logischen Zusammenhang, den mir die Schulmedizin oftmals schuldig blieb oder den ich als junge Ärztin noch nicht sehen konnte.

Das ging und geht bis heute so weit, dass einige schulmedizinische Diagnosen für mich keine Bedeutung haben, da sie lediglich Symptome oder Symptomkomplexe darstellen, denen ein Name gegeben wurde und die damit zur Krankheit avancieren. Gängige Therapiekonzepte rufen bei mir auch allzu oft nur ein Kopfschütteln hervor, weil es ihnen an Kausalität mangelt und sie mehr der Symptomlinderung oder Symptomkaschierung dienen als die Beseitigung der Ursachen zum Ziel hat. Dass diese Medizin mit ihren Konzepten Bestand hat, liegt natürlich nicht ausschließlich an anderen medizinischen Denkweisen, sondern auch an vielfältigen weiteren Faktoren. Nicht zuletzt liegt es auch am Patienten selbst: Es ist definitiv einfacher, täglich eine Tablette zu schlucken, als ein eingeschliffenes Denkverhalten und die Lebensweise zu verändern. So findet jede Medizin, jedes therapeutische Angebot seinen Patienten und jeder Arzt und Therapeut sein Fach.

Auf meinem Weg zur Osteopathin geriet ich mehr als einmal ins Straucheln und Schwanken. Nicht selten habe ich mich insgeheim in die Schulmedizin zurückgewünscht, weil sie einfacher schien. Doch obwohl der einfachere Weg oft verlockend erschien, habe ich doch nie aufgehört, mich zu bemühen, mich auf das Wagnis des eigenen Denkens einzulassen und stets das eigene Handeln und das der anderen zu hinterfragen.

Als Medizinstudentin in den vorklinischen Semestern hätte ich niemals geglaubt, dass die anatomische Literatur aus mehreren Jahrhunderten und aus verschiedenen Herkunftsländern später einmal den Großteil meiner Bibliothek ausmachen würde. Auch praktische Bücher wie ein knapp 400 Seiten umfassendes Lehrbuch der Auskultation und Perkussion aus dem Jahr 1900 gehören heute dazu. Denn ich habe festgestellt: Je älter die Literatur ist, desto genauer sind darin oft die Beschreibungen. Diese Bücher stammen aus einer Zeit, da der Mensch noch nichts von den heutigen technischen Errungenschaften und ihren Möglichkeiten wusste und Ärzte und Therapeuten vielmehr ihren Sinnen, ihrem Denken und ihren Erfahrungen vertrauen mussten. Leider ist viel altes Wissen im Laufe der Zeit in Vergessenheit geraten. Heute vertrauen die Menschen oft nur allzu gern mehr technisch erzeugten Bildern und Laborwerten als den eigenen Sinnen. Dabei sollte man bedenken, dass sich die einzigartige menschliche Fähigkeit, die Welt mit allen Sinnen wahrzunehmen, mit den faszinierenden technischen Entwicklungen kombinieren und sich daraus ein enormes Potenzial an Möglichkeiten entwickeln lässt. Dazu gehört auch, dass sich Ärzte und Therapeuten wieder etwas mehr Zeit für ihre Patienten nehmen, um dieses Potenzial ausschöpfen zu können. Es ist mir daher ein Anliegen, die osteopathische Medizin nicht nur als alternativ oder komplementär zu bezeichnen, Osteopathen sollten alle vorhandenen Möglichkeiten umfänglich und gemeinsam im Sinne des Patienten nutzen und damit auch im Sinne des Arztes zum Einsatz bringen.

Meine Erfahrungen mit den Patienten in meiner Praxis, die vielen Fragen und Anregungen meiner Studenten, die ich in ihrer Ausbildung zum Osteopathen begleiten darf, und nicht zuletzt meine feste Überzeugung, dass zu einer medizinischen Behandlung notwendigerweise die menschliche Nähe zum Patienten gehört, überzeugten mich schließlich und gaben mir das Vertrauen, dieses Buch über Osteopathie doch zu schreiben.

Potsdam, im Juli 2018
Johanna Slipek-Ragnitz

Inhaltsverzeichnis

Teil 1

Einleitung

1 Einleitung

Die osteopathische Medizin hat den Anspruch, den Patienten ganzheitlich zu erfassen und zu behandeln. Es gibt keine Fachgebiete und keine Spezialisierungen. Der Osteopath setzt in Anamnese, Befund und Behandlung alle Systeme eines Menschen, ob jung oder alt, zueinander in Beziehung mit der Zielsetzung, ein Symptom oder ein Problem eines Patienten zu lindern oder zu beheben. Neben seinen palpatorischen und manuellen Fähigkeiten setzt dieses Vorgehen ein umfängliches und detailliertes Wissen in Anatomie, Physiologie und Pathophysiologie voraus, dazu gehören auch Empathie, Sozial- und Kommunikationskompetenz.

1.1 Sicherheit des Patienten

Die Tatsache, dass alle leider oft einzeln betrachteten Systeme des menschlichen Organismus voneinander abhängen und sich gegenseitig beeinflussen, stellt für den Osteopathen wohl die größte Herausforderung dar. Die absolut individuelle Betrachtung des Gesamtorganismus und die Integrierung der im Vorfeld der Behandlung gewonnenen Informationen im weitesten Sinne führen oftmals zu für Außenstehende überraschenden Lösungsansätzen. Zudem kann das Vorgehen durch eine klare Logik bestechen und sollte dem Patienten gegenüber erklärbar sein.

Die individuelle Betrachtung einschließlich der Integrierung weiterer Informationen in die Diagnostik mit dem Ziel einer erfolgreichen Behandlung ist für Osteopathen eine große Herausforderung, wie die zunehmenden Fallzahlen ernsthafter Verdachtsdiagnosen in der Praxis beweisen. Viele Patienten haben vorher einen Haus- oder Facharzt konsultiert und dort erlebt, dass ihr Problem in der schulmedizinischen Praxis nicht erfasst wird. Lange Wartezeiten stehen oft in einem immensen Missverhältnis zur eigentlichen Konsultationszeit, in der von ärztlicher Seite weder eine gründliche Anamnese noch ein umfassender Befund erhoben werden können. Die Folge können keine, eine mangelhafte oder gar falsche Diagnose sowie eine unterlassene oder falsche Therapie sein. Eine weitere Folge kann das Ausweichen des Patienten mit einer womöglich unerkannten, ernsthaften, aber symptomatischen Erkrankung auf einen anderen Arzt oder ein anderes Therapieangebot sein. Eine Vielzahl von Patienten sucht die osteopathische Praxis auch als Erstkontakt auf, da sie beispielsweise die ärztliche Konsultation aus diversen Gründen scheuen oder lange Wartezeiten nicht in Kauf nehmen möchten. Daher benötigt ein gewissenhafter Osteopath ein umfassendes, sogar fachübergreifend verknüpftes medizinisches Wissen, ohne das er in solchen Situationen nicht sicher mit einem Patienten umgehen kann.

Da die Sicherheit des Patienten von der Sicherheit des Therapeuten umfänglich abhängt, ist es mir ein Anliegen, in diesem Buch die dem Osteopathen eigene Betrachtungsweise von Symptomen oder Beschwerden – vom lokalen Problem aus das gesamte System zu betrachten – darzulegen und aufzuzeigen, wie sich aus einer linearen eine systemische Sicht- und Denkweise entwickeln kann. Denn nur mit einer systemischen, vernetzten, möglichst umfänglichen und schlüssigen Gesamtbetrachtung des Patienten nähern wir uns als Osteopathen einem maximalen Sicherheitsanspruch. Mit dieser Vorgehensweise haben wir sehr gute Chancen, das Problem eines Patienten zu erfassen und zu verstehen – und damit die Grundlage, einen Lösungsansatz zu erhalten. Oder, wenn nötig, den Patienten anderen Diagnostik- und Therapiemaßnahmen zuzuführen.

Merke

Die Sicherheit des Patienten hat zu jeder Zeit der Behandlung Priorität! Ihm darf niemals ein Schaden zugefügt werden.

1.2 Funktionelle Störungen – funktionelle Differenzialdiagnosen

Dieses Buch soll helfen, das Denken zu schulen, und Mut machen, sich nicht zu scheuen, alle Möglichkeiten der Pathogenese einer Dysfunktion oder eines Symptoms primär in Betracht zu ziehen, bevor man damit beginnt, das Behandlungsfeld einzugrenzen. Es soll Osteopathen dabei helfen, sicherer zu werden.

Ich fokussiere mich dabei bewusst auf anatomisch-physiologische Tatsachen, die wohl in allen medizinischen Fachkreisen bekannt sind. Es finden sich daher in den Kapiteln einzelne, in der osteopathischen Praxis häufig anzutreffende Beschwerdebilder, die erläutert werden, wie z. B. Kopfschmerzen, Rückenschmerzen oder neurologische Phänomene. Diese Erläuterungen beziehen sich nahezu ausschließlich auf diverse funktionelle Störungen , die als Ursache für das Symptom in Erwägung zu ziehen sind. Sie betrachten also die funktionellen Differenzialdiagnosen. Diese sind meistens mechanische, neurologische und zirkulatorische Gegebenheiten, sodass tatsächlich jeder medizinisch Ausgebildete den Inhalt verstehen kann. Die Darstellungen sind inhaltlich auf das Wesentliche komprimiert und vermeiden eine vorerst störende Detailgenauigkeit, die jedoch weiterführend jede Berechtigung hat.

Behandlungsansätze oder gar Behandlungstechniken sind bewusst nicht Inhalt dieser Kapitel. Jede Annäherung und Technik ist grundsätzlich dem Patienten individuell anzupassen. Es gibt aus diversen Gründen keinen Goldstandard in der osteopathischen Medizin, außerdem zeigt die Erfahrung, dass therapeutenabhängig teils eine starke Modifizierung der in den praxisorientierten Ausbildungen vermittelten Techniken stattfindet.

Die in diesem Buch bevorzugte Darstellung von nur grundlegenden Zusammenhängen lässt zum einen die immense Komplexität des menschlichen Körpers erahnen – und damit die Herausforderung, diese zu begreifen, zu verstehen und zur Anwendung zu bringen. Zum anderen dient sie einer tragbaren Kommunikation auch gegenüber fachfremden Therapeuten und Ärzten.

1.3 Wissen als Grundlage der Behandlung

Leider umschiffen angehende Osteopathen häufig die Klippen, die mit dem Aneignen des umfänglichen anatomisch-physiologischen und pathophysiologischen Grundlagenwissens verbunden sind. Viele Therapeuten versuchen sich stattdessen gleich mittels Technik, aber auch z. B. energetisch oder biodynamisch dem Patienten anzunähern und sanft „durch die Gewebe zu surfen, um psychoemotionale Releases anzustreben“, wie es einer meiner Studenten treffend formulierte. Meine Überzeugung aber ist es, dass es ohne Grundlagenwissen nicht geht: Ein Therapeut sollte sich den Fakten und Tatsachen verpflichtet fühlen und so viel wie nur möglich über Anatomie und Physiologie in Erfahrung bringen, weil er nur aus diesem Wissen heraus die Dysfunktion und Pathologie verstehen und sicher differenzieren kann.

Die zunehmend feine Wahrnehmung und das zunehmend feine manuelle Arbeiten mit dem Patienten sowie der sich verändernde Blickwinkel sind eine logische Konsequenz von Zeit und Erfahrung und kommen faktisch von allein in der Laufbahn eines Osteopathen zustande. Daher werden in diesem Buch biodynamische, psychoemotionale (auch exogenen Ursprungs) und andere Betrachtungsweisen ausgespart. Ausdrücklich, ohne sie damit zu negieren! Das betrifft auch die klassischen schulmedizinischen Pathologien. Es erklärt sich in der Folge von selbst, dass ein Anspruch auf Vollständigkeit sowohl aus osteopathischer als auch schulmedizinischer Sicht in den einzelnen Kapiteln keineswegs erhoben wird.

1.4 Denkschule und Wissensdurst

Der Zweck dieses Buches ist nicht, und kann es auch nicht sein, die Osteopathie allumfassend darzustellen. Im Gegenteil: Wir sind weit davon entfernt. Und es darf berechtigt daran gezweifelt werden, ob ein solcher Anspruch überhaupt möglich ist! Vielmehr soll dem Leser die Sicht- und Denkweise im Umgang mit einem Symptom oder den Beschwerden eines Patienten in der osteopathischen Praxis nahegebracht werden.

Das Buch richtet sich somit in erster Linie an in Ausbildung befindliche Osteopathen und soll ihnen dabei helfen, bereits als Lernende zu verinnerlichen, dass feste Denkschemata eher hinderlich bei der Erfassung eines Patienten sind und bei jeder einzelnen Konsultation auf jeden Patienten individuell und neuerlich eingegangen werden sollte. Diese Vorgehensweise zum Grundsatz zu machen, ist gerade zu Beginn der therapeutischen Laufbahn so hilfreich wie Erfolg versprechend und kann verhindern, Dinge zu übersehen oder nicht zu bedenken. Der aufmerksame Leser wird sicher einige Aspekte in diesem Buch finden, die geradezu darauf drängen, weitere Literatur zu bemühen, um hier beschriebene Sachverhalte zu vertiefen und bestehende Wissenslücken zu füllen. Daher findet sich auch eine Liste mit ausgesuchten Buchempfehlungen im Anhang Kap. 11 dieses Buches.

Merke

In der osteopathischen Praxis gilt es, Menschen zu begleiten, ihrem Geist und ihrem Körper eine Hilfestellung zu geben und mit ihnen gemeinsam die Kompetenz zu entwickeln, ein Problem auf körperlicher und psychischer Ebene bewältigen zu können.

1.5 Patient-Therapeut-Beziehung

1.5.1 Was Patienten über sich verraten

Die Arbeit als Osteopath beginnt bereits bei der Begrüßung des Patienten. Etliche Informationen gibt uns ein Patient bereits mit der Art und Weise, wie schnell oder langsam oder in welchem Rhythmus er die Treppen oder den Flur zur Praxistür läuft, ob er beispielsweise dabei außer Atem gerät oder ein schmerzverzerrtes Gesicht zeigt. Wirkt er hektisch und in Eile? Oder gelassen und ruhig? Ist die Hand, die er dem Therapeuten zur Begrüßung reicht, warm oder kalt, schweißig oder trocken? Ist der Händedruck fest oder eher kraftlos? Ist sein Blick offen und direkt oder unstet und flüchtig? Lächelt er oder drückt seine Mimik Skepsis oder gar Ängstlichkeit aus?

Im Wartezimmer kann ich meine Patienten unruhig auf- und ablaufen hören, lautstarke Telefonate sind keine Seltenheit. Mütter versuchen nervöse Kinder durch ständiges Reden zu beruhigen, ohne von der gegenteiligen Wirkung auf die Kinder oder sie selbst Notiz zu nehmen. Andere Patienten sind dagegen die Gelassenheit in Person und vermeiden allzu autoritäres Eingreifen, wenn ihre Sprösslinge die Wände des Wartezimmers mit Buntstiften bemalen, mit der Dekoration spielen oder diese gar kaputtmachen. Es gibt auch entspannte Gespräche zwischen den Wartenden, manche lesen einfach nur still eine Zeitschrift. Alle diese Verhaltensweisen sagen bereits etwas über einen Menschen im Wartezimmer aus.

Die Art und Weise, wie ein Patient in den Behandlungsraum kommt, zeigt sich ebenfalls oft sehr unterschiedlich. Es gibt Patienten, die der freundlichen Aufforderung, Platz zu nehmen, primär nicht Folge leisten, sondern erst einmal durch den ganzen Raum laufen, einen Blick aus dem Fenster werfen, die Behandlungsbank umkreisen, ein paar Worte über das Wetter verlieren und schließlich den Therapeuten fragen, wie es ihm geht. Andere nehmen hingegen ganz selbstverständlich auf dem Stuhl des Therapeuten hinter dem Schreibtisch Platz und bemerken ihren Fehler erst nach einem freundlichen, aber bestimmten Hinweis oder nachdem sie einen Blick auf den Computerbildschirm des Therapeuten geworfen haben. Kinder springen manchmal ohne Hemmungen sofort auf die Behandlungsbank und fahren diese hoch und runter oder machen sich an der Computertastatur zu schaffen. Viele Kinder spielen auch fortlaufend mit dem Lichtschalter im Raum. Es kommt vor, dass ein Patient seine gesamte anwesende Familie in den Behandlungsraum mitbringt. Ich habe auch schon Fälle erlebt, in denen die frischgebackenen Großeltern die Mutter eines Neugeborenen in meine Praxis begleitet haben, um dort erst einmal die Sitzmöbel im Sprechzimmer so umzustellen, dass sie dem Gespräch folgen und die Fragen der jungen Mutter zu den Beschwerden ihres Kindes selbst beantworten können.

Die, man darf schon sagen, wunderlichsten Verhaltensweisen sind in einem Behandlungsraum zu beobachten und zu erleben. Neben den in der Mehrzahl ganz normalen und freundlichen Begegnungen mit aufmerksamen Patienten. Es gibt Patienten, die vor positiver Energie nur so sprühen, und es gibt Patienten, die nur noch ein Schatten ihrer selbst sind. Dazwischen gibt es alles.

1.5.2 Erstgespräch: Vertrauen aufbauen

Wenn mir ein Patient ruhig und auf dem richtigen Platz gegenübersitzt, überrasche ich ihn gern mit der Frage, was ich denn für ihn tun könne. Bei einigen Patienten habe ich mit dieser Frage Nachdenkzeiten von über einer Minute provoziert. Um manchmal dann doch keine Antwort zu erhalten. Die Frage, was ich als Therapeut für den Patienten tun kann, lenkt diesen völlig überraschend von der meist vorher zurechtgelegten Beschwerdeliste ab und zwingt ihn in ein korrektives Denken: Was ist das Ziel? Was kann der Osteopath für mich tun? Und wie sage ich das? Manchmal erhalte ich auf diese Frage auch die Antwort: Das weiß ich nicht. Meine Frau schickt mich. Was ebenso amüsant wie schwierig sein kann, bekommt doch dadurch die gerade erst entstehende Patient-Therapeut-Beziehung den ersten Dämpfer. Wenn ich den Patienten dann direkt nach seinen Schmerzen oder Beschwerden frage, erhalte ich häufig die Antwort: Mir tut nichts weh, es geht mir gut. Dann hilft nur noch Glück, wie folgendes Beispiel zeigt.

Fallbeispiel Erstgespräch

Herr W., Ende 60, ist ein pensionierter Lehrer, groß, korpulent und mit sichtbaren Problemen im Schulter-Nacken-Bereich. Er kam auf Drängen seiner Frau zum ersten Mal in die Praxis und erklärte auf die Frage, was ich für ihn tun könne, seine Frau habe ihn geschickt und er habe keine Schmerzen. Dabei saß er mit verschränkten Armen vor mir und zeugte mit seiner sichtbaren Verschlossenheit und Arroganz von seiner eigentlichen Unsicherheit.

Grundsätzlich gilt für mich in solchen Situationen, den Patienten in seiner persönlichen Situation (Unsicherheit über seinen Status als Patient) „abzuholen“ und ihn behutsam an die neue Situation (Status als kompetenter Patient) heranzuführen, um den gewünschten Zugang zu ihm doch noch zu finden. Glücklicherweise hatte ich von seiner Frau zuvor erfahren, dass Herr W. früher in der Schule Mathematik, Physik und Astronomie unterrichtet hatte. Zudem hatte in der Nacht zuvor das seltene Ereignis einer Kometenpassage an der Erde stattgefunden. Dieses Wissen nutzte ich und fragte meinen Patienten, ob er die Kometenpassage letzte Nacht verfolgt habe. Womöglich sogar mit einem eigenen Teleskop auf dem Dach? Da sanken seine verschränkten Arme nach unten, er lehnte sich nach vorn und suchte lächelnd das Gespräch mit mir.

Nachdem ich ihm so das Feld für 5 Minuten überlassen und in seinen Monolog noch ein paar Fragen zur Astronomie eingestreut hatte, war Herr W. wieder vollständig in seiner Souveränität hergestellt. Das ermöglichte ihm, mir von den quälenden nächtlichen Parästhesien der Arme und den ständigen Schmerzen in Schultern und im Nacken zu berichten, über die er sich sicher vorher ausführlich bei seiner Frau beklagt hatte. Außerdem erwähnte er seine Gewichtsprobleme und klagte, dass ihm sein stattlicher Bauchumfang sehr zu schaffen mache.

Der schwierige Start mit Herrn W. entwickelte sich zu einer erfolgreichen und vertrauensvollen Zusammenarbeit. Durch diese erreichte er schließlich nahezu Beschwerdefreiheit und ein optimales Körpergewicht, da er wieder Sport trieb und seine Ernährung umstellte.

Dies ist nur ein Beispiel für schwierige Situationen bei einem Erstgespräch. Es ist schon eine Herausforderung, in der Kürze der Zeit einen Weg zu finden, um mit einem Patienten in Kontakt zu kommen. Die Kunst ist, schnell zu erkennen, über welches Thema der Zugang zu einem Patienten möglich ist, insbesondere wenn sich der Patient der üblichen Patienten-Therapeut-Beziehung versperrt. Hat sich der Patient erst einmal geöffnet, ist es sehr empfehlenswert, schwierige oder intime Fragen auf später zu verschieben und erst während der Behandlung zu stellen. Das Vertrauen muss erst mit der Zeit wachsen und es sollte vorhanden sein, bevor ein Therapeut intime Fragen über Stuhlgang, Partnerschaft, psychische Traumata, Erektionsverhalten oder andere persönliche Probleme stellt.

1.5.3 Kinder als Patienten in der Praxis

Kinder kommen in Begleitung ihrer Eltern oder eines Elternteils in die Praxis. Leider blenden viele Eltern jedoch beim ersten Gespräch aus, dass nicht sie, sondern ihr Kind vom Therapeuten befragt wird. Daher halten sich viele Mütter und Väter beim Erstgespräch nicht zurück und überlassen das Antworten ihrem Nachwuchs, sondern übernehmen die Regie. Nicht selten erlebe ich, wie Eltern ihr Kind regelrecht überrollen und die Kinder dann teilnahmslos auf den Boden blicken oder sich nur noch auf ihr Kuscheltier konzentrieren und kein Wort sagen. Manchmal winden sie sich regelrecht, erkennen genau die missliche Situation, in die sie gebracht werden. Dann versichern sie sich erst mit einem Seitenblick auf die Eltern, ob sie etwas sagen dürfen oder sollen oder ob sie das Richtige gesagt haben. Ich erlebe auch immer wieder, wie Eltern hemmungslos in der dritten Person über ihre anwesenden Kinder sprechen. Nebenbei droht ein solches Verhalten ein mögliches Störungsbewusstsein der Kinder noch zu verstärken.

In einer solchen Situation besteht die Kunst darin, sowohl einen Zugang zu den Kindern als auch zu den Eltern zu finden und diese am Gespräch zu beteiligen. Schließlich müssen auch die Eltern dem Therapeuten ihres Kindes vertrauen können. Das ist eine Grundvoraussetzung für den Erfolg einer Behandlung. Eine positive oder negative Einstellung der Eltern gegenüber dem Fach Osteopathie und dem Therapeuten kann den Ablauf und damit den Erfolg der Behandlung von Kindern wesentlich beeinflussen.

1.5.4 Informierte Patienten

Das Internet und unzählige medizinische Foren bieten heutzutage einen hervorragenden Nährboden für die Entwicklung hypochondrischer Ängste. Menschen „googeln" ihre Symptome, eignen sich medizinisches Halbwissen an, was oft unbegründete Ängste schürt. Fernsehsendungen zur Primetime über bestimmte Krankheitsbilder führen am Folgetag regelmäßig zu einer Fülle von Patienten in Arztpraxen, die glauben, genau diese Krankheit zu haben. Durch intensive Recherche streben diese vermeintlich gut informierten Patienten alle möglichen diagnostischen Maßnahmen an. Bleibt ein Befund aus, klagt der Patient aber trotzdem weiter über Beschwerden, wird dieses Verhalten oft der Psyche zugeschrieben, was ein Therapeut natürlich nie ausklammern kann und sollte. Wenn sich ein solcher Prozess über längere Zeit hinzieht, kann der Patient vielleicht tatsächlich eine psychische Störung entwickeln und die vermeintlichen Beschwerden werden zu echten Symptomen.

Es gehört viel Fingerspitzengefühl dazu, einem solchen Patienten zu helfen, denn einerseits müssen seine Symptome ernst genommen werden, andererseits dürfen sie aber auch nicht überbewertet werden. Es gibt zudem durchaus Symptome und Befindlichkeiten von Patienten, die in der schulmedizinischen Praxis keine Erklärung auf körperlicher Ebene finden und deshalb einer psychogenen Natur zugeordnet werden. In der osteopathischen Praxis kann sich aber manchmal auf körperlicher Ebene eine Erklärung und im Idealfall auch eine Lösung finden, was aber den psychischen Einfluss nicht ausschließt. Es gilt demnach, in allen Fällen sauber zu differenzieren und zu befunden, was für psychisch überlagerte und beeinflusste Patienten immens wichtig ist und für den Therapeuten mindestens genauso schwierig. Ein Zitat von Marie Curie, polnische Chemikerin und Physikerin (1867–1934), darf einen Osteopathen stets im Umgang mit hypochondrisch veranlagten Patienten begleiten: *„Was man zu verstehen gelernt hat, fürchtet man nicht mehr."* [1] Erklären Sie Ihrem Patienten die Zusammenhänge!

Der informierte Patient bringt aber noch andere Stolpersteine mit sich. Geleitet von Sorgen und Hoffnungen seine Beschwerden und Symptome betreffend, kann es immer wieder zu Situationen kommen, in denen solche Patienten gezielt mit Halbwahrheiten auf Fragen antworten. Ein Beispiel aus meiner Praxis: Eine Frau klagt über Parästhesien in den Armen. Auf meine Frage, ob die Beschwerden ärztlich abgeklärt seien, antwortet sie mit Ja. Ich hake nach, bei wem sie sich habe untersuchen lassen. Beim Kinesiologen, antwortet sie. Man kann davon ausgehen, dass kein Facharzt für Neurologie diese Patientin befundet hat und somit keine möglicherweise ernsthafte Erkrankung ausgeschlossen wurde (auch, wenn es Neurologen gibt, die sich mit Kinesiologie beschäftigen). So oder so ähnlich gibt es immer wieder Fälle, in denen Patienten Informationen zurückhalten oder sogar falsche Antworten geben. Oft stecken dahinter Ängste vor einer schwereren Erkrankung, meist einer ganz bestimmten, über deren Symptome die Patienten im Internet oder in Zeitschriften gelesen und die sie falsch zugeordnet haben. Oder die Angst vor Krankheiten, die sie bei Bekannten oder Verwandten beobachtet und miterlebt haben. Sie kommen daher nicht zum Arzt oder Therapeuten, um eine gute Diagnostik zu erhalten, sondern um sich mit einer weniger gefährlichen Erklärung für ihre Symptome beruhigen zu lassen. Viele versuchen den Arzt oder Therapeuten in diese Richtung zu lenken und manipulieren die Untersuchung gezielt mit gefilterten Informationen. Ärzte und Therapeuten sollten tunlichst vermeiden, sich allein auf solche Informationen zu verlassen, und möglichst immer genau nachfragen!

Gefährlich wird es bei solchen Patienten, die ihre besorgniserregenden Symptome verharmlosen und/oder verheimlichen. So hörte ich beispielsweise von einer jungen Frau in meiner Praxis, sie komme nur zur Behandlung, weil sie gehört habe, das tue gut, aber eigentlich sei sie gesund und habe keinerlei Beschwerden. Sie zeigte sich auffällig freundlich und aufgeschlossen, antwortete schnell und versuchte, rasch eine persönliche Ebene im Gespräch zu finden. Bei der Anamnese schildete sie zwar offen ihre Beschwerden, milderte diese aber sofort ab: Das sei schon Jahre her, der Unfall war gar nicht so schlimm, sie sei nicht im Krankenhaus gewesen. Auf meine Nachfragen förderte ich eine ganze Reihe ernster Erkrankungen zutage: Mehrere Stürze vom Pferd, zwei Autounfälle, die zu einer Schädelbasisfraktur und zwei Wochen Koma geführt hatten, wiederkehrende Synkopen unklarer Genese sowie migräneartige Kopfschmerzen gehörten unter anderem zu ihrem umfangreichen Krankheitsbild. Im Verlauf des Gesprächs wandelte sich die junge Frau von einer überkooperativen und jovialen Patientin zu einer stillen und zunehmend wortkargen Person. In Folge der Anamnese wurde sie nicht osteopathisch behandelt, sondern an die schulmedizinische Diagnostik verwiesen.

Merke

Patienten informieren Ärzte und Therapeuten häufig nicht oder falsch über ihre Beschwerden und Symptome. Das ist meist keine Absicht, sondern ein unbewusster Vorgang, um besser mit Ängsten und Sorgen fertigzuwerden. Es darf ihnen daher niemals zum Vorwurf gemacht werden. Stattdessen gilt es, ihnen die volle Aufmerksamkeit zu schenken und geschickt mit diesen Patienten umzugehen. Das ist für den Patienten genauso wichtig wie für den Therapeuten.

1.5.5 Bedeutung der Patienten-Compliance

Compliance steht als Begriff für das kooperative Verhalten eines Patienten im Rahmen einer Therapie. Eine gute Compliance bedeutet das konsequente Befolgen der Ratschläge von Arzt oder Therapeut außerhalb des Sprechzimmers.

Compliance ist für viele Patienten, aber auch für Ärzte und Therapeuten ein schwieriges bis frustranes Thema. Für den Erfolg einer Therapie ist in der Mehrzahl der Fälle die Mitarbeit des Patienten, seine Therapietreue, wichtig. Mit dem Begriff „innerer Schweinehund" wird häufig das bezeichnet, was eine gute Compliance verhindert oder gar zunichtemacht: Denn der „innere Schweinehund" sorgt dafür, dass die Therapie nicht eingehalten werden kann, weil der Patient zu viel arbeiten muss, der Chef seine Anwesenheit einfordert, eine wichtige Familienfeier ansteht, das Wetter nicht mitspielt oder die Kinder, die Haustiere, das Gedächtnis. Die Liste der Gründe und Ausreden ist vielfältig und lang. In der osteopathischen Praxis beschränkt sich die Patienten-Compliance allerdings nicht auf das regelmäßige Einnehmen eines Medikaments oder das Weglassen bestimmter Nahrungs- und

Genussmittel (was schon schwer genug ist). Es geht vielmehr um Ertüchtigung und, ganz im Sinne des osteopathischen Grundgedankens, um gezielte Bewegung.

Die Erfahrung zeigt, dass der Patient verstehen muss, warum er etwas tun soll, damit er es tut. Dazu folgendes Beispiel: Einer der in osteopathischen Praxen beliebtesten Muskel für eine Behandlung ist das Zwerchfell. Zu Recht! Damit das in der Behandlung wunderbar mobilisierte Zwerchfell auch anschließend mobil bleibt, sollte es der Patient weiterhin in Bewegung halten. Dies geschieht am besten durch eine bewusste Bauchatmung. Man darf mit Sicherheit davon ausgehen, dass nichts dergleichen von Dauer geschehen wird, wenn ich einen Patienten mit folgendem Satz aus der Praxis verabschiede: Denken Sie daran, immer schön in den Bauch atmen! Diesen Ratschlag hat er in der Regel am nächsten Tag vergessen. Aus diesem Grund erachte ich es für sehr wichtig, dem Patienten verständlich zu erklären, was das Zwerchfell ist und warum seine Bewegung, also die Bauchatmung, so wichtig ist. Man muss ihm die Zusammenhänge erklären. Das erfordert selbst von erfahrenen Ärzten und Therapeuten viel Geschick und Anpassungsvermögen an die intellektuelle Ausgangslage und die Natur des einzelnen Patienten.

Einem sehr praktisch veranlagten Haustechniker beispielsweise könnte man wunderbar anhand der Verstopfung eines Rohres erklären, was Blutgefäße (Rohrleitungen) und Nerven (Kabel) sind und dass Rohre frei und Kabel unbeschädigt sein müssen, damit sie ihre Funktion zu leiten erfüllen können. Das kann sich bei einem wissenschaftlichen Hochschullehrer anders darstellen. Wenn dieser vielleicht schon viel über die Ursachen von Gewichtsproblemen gelesen hat, kann man ihn eventuell leicht mit Informationen über den glykämischen Index, Insulin und notwendige Ernährungsumstellung davon überzeugen, auf Cheeseburger und Bier am Abend zu verzichten.

Tatsache ist, dass der Patient sich in der Mehrzahl der Fälle bemühen sollte, sich selbst um seinen Körper und seine Gesundheit zu kümmern. Es ist immer leichter, die Verantwortung abzugeben und den Arzt oder Therapeuten „mal machen“ zu lassen. Eine komplette Übertragung der Verantwortung des Patienten auf den Osteopathen darf und sollte ein Therapeut jedoch nie zulassen. Auch dieses Thema gehört in das Gespräch mit einem Patienten integriert und von beiden Seiten verinnerlicht.

1.6 Abgrenzung in der Patient-Therapeut-Beziehung

Ein weiterer Aspekt der täglichen, zeitintensiven Arbeit mit Patienten ist die eigene Abgrenzung des Therapeuten. Viele Therapeuten kennen Situationen, in denen das aufgebaute Vertrauensverhältnis zwischen Therapeut und Patient droht die notwendigen Grenzen einzureißen und auf eine sehr persönliche und unprofessionelle Ebene zu geraten. Natürlich wissen Therapeuten viel über ihren Patienten, der viel von sich preisgeben muss, nicht nur verbal. Therapeuten gehen in einen intensiven körperlichen Kontakt und kennen nach einiger Zeit den Körper des Patienten sehr genau. Häufig erlebt der Patient sogar heftige emotionale Reaktionen während der Behandlung und es fließen unwillkürlich Tränen. Einigen Patienten ist dies gerade bei der ersten osteopathischen Konsultation unangenehm oder gar unheimlich (weil sie gehört haben, der Osteopath kann alles mit seinen Händen erfühlen, den Körper also „lesen“). Es gibt auch Menschen, die keine längeren Berührungen kennen und sich regelrecht auf der Behandlungsbank winden. Andere greifen nach den Händen eines Therapeuten, um ihm noch einmal genau zu zeigen, wo es wehtut.

In gewisser Weise erleben einige Patienten die Befundung und Behandlung als

Kontrollverlust, einen Verlust ihrer Souveränität, während sie auf der Behandlungsbank liegen. Eine häufige Reaktion darauf ist, dass der Patient in die Offensive geht und versucht, die Kontrolle über die Situation wiederzuerlangen, indem er den Therapeuten in ein Gespräch verwickelt. Häufig reden solche Patienten dann ununterbrochen über persönliche Dinge oder stellen dem Therapeuten sehr persönliche Fragen. Hier gilt es, die Situation früh zu erkennen und gegenzusteuern, indem sich der Therapeut nicht auf eine allzu persönliche Ebene einlässt, auch wenn es manchmal angenehm ist, nach dem eigenen Befinden gefragt zu werden. Ganz sicher gehört diese Form der Unterhaltung nicht in den therapeutischen Kontext.

Eine andere häufige Strategie von unsicheren und skeptischen Patienten ist, den Therapeuten permanent zu fragen, was er denn in diesem Augenblick mache, welche Auffälligkeiten er gefunden habe und wo er in diesem Moment zu welchem Zweck mit seinen Händen sei. Dieses Verhalten ist eine große Herausforderung für Therapeuten, denn zum einen sollten Therapeuten dem Wissenshunger eines Patienten zu Teilen Rechnung tragen – es ist schließlich sein gutes Recht zu wissen, was der Osteopath an und mit seinem Körper macht. Zum anderen aber liegt ein Großteil der Konzentration des Therapeuten in seinem manuellen Tun und nicht im Erklären. Je mehr Aufmerksamkeit er dem Gespräch widmet, desto weniger präzise ist seine manuelle Tätigkeit. Ein guter Osteopath muss beides leisten.

Es gibt auch Osteopathen, die während der gesamten Behandlung kein Wort sprechen und selbst während der Anamnese ziemlich einsilbig sind. Zuweilen wird dem Patienten auf Nachfrage die Erklärung der Zusammenhänge durch den Therapeuten verweigert. Natürlich kann jeder Arzt oder Therapeut seine Kommunikation so gestalten, wie er möchte. Meine persönliche Meinung ist jedoch, dass Schweigen ein uneingeschränktes Vertrauen und den Glauben des Patienten an das Wissen und Können des Therapeuten voraussetzt. Vertrauen darf man sich aber durchaus auch verdienen, denn Glauben fängt dort an, wo Wissen aufhört. Da wir heutzutage sehr viel wissen, dürfen wir auch etwas von diesem Wissen preisgeben und dem Patienten unser Tun erläutern. Wenn wir einen Patienten an unserem Wissen und Tun teilhaben lassen, bauen wir Vertrauen auf. Dieses Vertrauen ist wichtig für den Erfolg einer Behandlung. Den Glauben eines Patienten an die Wirkung der Behandlung zerstören wir damit nicht, sondern stärken ihn noch.

Merke

Es sollte immer deutlich kommuniziert werden, was der Therapeut gerade tut oder wohin er beabsichtigt, mit seinen Händen als Nächstes zu greifen. Insbesondere dann, wenn sich der Therapeut mittels einer Technik dem Intimbereich seines Patienten nähert.

Nahezu jeder Patient dankt es dem Therapeuten, wenn stets eine leichte Decke über dem Patienten oder über Bauch und Becken liegt, um allzu intime Einblicke auszuschließen.

Gerade auch jungen Eltern gegenüber sollte ein Therapeut immer klar erläutern, warum er etwas am Körper ihres Babys macht. Das ist ein klares Zeichen von Professionalität und beweist zudem die notwendige Empathie eines Therapeuten.

Fallbeispiel
Patient verweigert Mitarbeit

Eines Tages hatte ich einen jungen Mann in meinem Sprechzimmer sitzen, der auf meine Frage nach seinen Beschwerden antwortete: Ich erzähle Ihnen gar nichts. Man sagt doch immer, die Osteopathen würden alles mit ihren Händen spüren. Das will ich mir jetzt mal anschauen. Ich erzähle nichts!

Obwohl ich ihm ausführlich erklärte, warum ich trotz der palpatorischen Fähigkeiten eine Anamnese machen müsse, die seine Mitarbeit voraussetzt, blieb er bei seiner Haltung. Mir blieb daher in diesem Fall nur der Verweis des Mannes aus meiner Praxis. Alles andere hätte eine Verschiebung der Therapeut-Patient-Beziehung bedeutet und wäre keine sinnvolle Ausgangssituation für eine erfolgreiche Behandlung gewesen.

1.6.1 Familie und Freunde als Patienten

Jeder Arzt oder Therapeut kennt diese Situation: Man freut sich auf eine Feier mit der Familie oder Freunden und es dauert keine 10 Minuten, bis man von einer Tante, einem Cousin oder einer guten Freundin mit den Worten beiseitegezogen wird: Seit gestern habe ich so ein Ziehen unter der Rippe, was kann das denn sein? Ich weiß, du bist privat hier, aber könntest du dir das kurz mal anschauen? Ich will nur sichergehen, dass es nichts Schlimmes ist.

Neben der für den Therapeuten etwas rücksichtslosen Tatsache, in der Freizeit um einen Arbeitseinsatz gebeten zu werden, kann der Wunsch der Person nach „Sicherheit" in einer solchen Situation nicht erfüllt werden. Erstens kann ein Therapeut in 5 Minuten gar nicht sicher befunden oder beurteilen. Zweitens erhält er, selbst wenn mehr Zeit und eine passende Räumlichkeit für eine Untersuchung zur Verfügung stünden, von Familienmitgliedern in der Regel nicht alle Informationen, die er braucht, um sich ein umfassendes Bild zu machen. Drittens übersehen Therapeuten, ob auf einer Party oder in der Praxis, vor allem bei nahestehenden Familienmitgliedern schnell wichtige Dinge. Daher kann ich nur dringend davon abraten, innerhalb der Familie therapeutisch tätig zu werden! Zudem besteht das Risiko, dass es sich wenig empathische Freunde oder Familienmitglieder zur Gewohnheit werden lassen, sich mal eben schnell auf die Behandlungsbank legen zu wollen.

Selbstverständlich rate ich niemanden davon ab, sich mit seinem Wissen und Können um seine Familie zu kümmern! Viele Menschen sind froh, jemanden in der Familie oder im Freundeskreis zu haben, den sie fragen und ansprechen können. Das ist absolut nachvollziehbar. Ein klares Verständnis für die Probleme, die ein solches Verhältnis mit sich bringen können, sollte jedoch jeder Arzt oder Therapeut im Kopf haben, der sich intensiv therapeutisch auf Familie und Freunde einlässt.

Literatur

[1] Zitate online. Permanter Link zu dieser Seite: www.zitate-online.de/sprueche/wissenschaftler/17391/was-man-zu-verstehen-gelernt-hat-fu-erchtet-man-nicht-mehr.html, (Stand 08.03.2018)

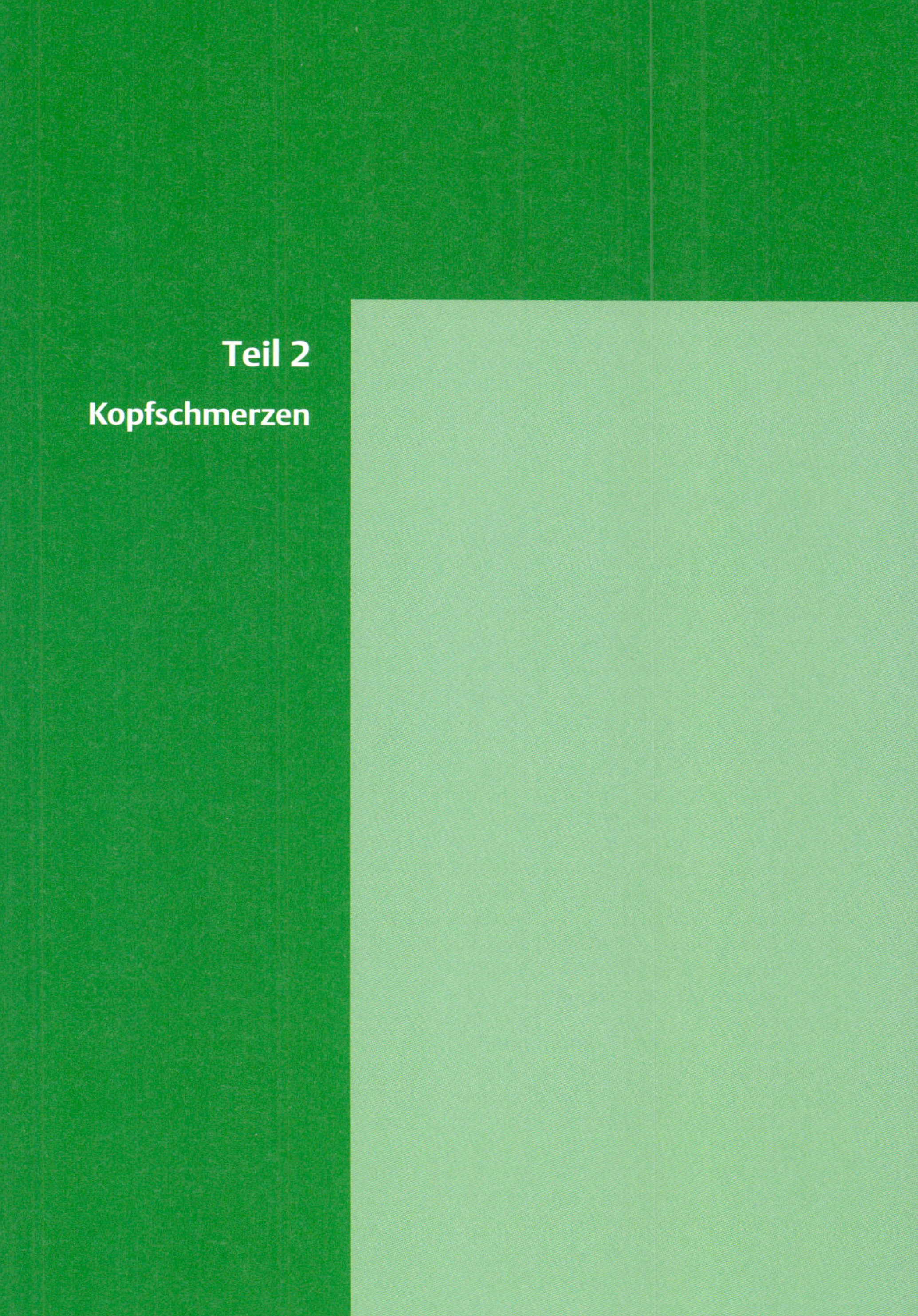

Teil 2

Kopfschmerzen

2 Kopfschmerzen

2.1 Einleitung

Der Kopfschmerz ist neben Rückenschmerzen aus meiner Erfahrung die am häufigsten angegebene Beeinträchtigung von Patienten in der osteopathischen Praxis. Insbesondere Frauen leiden darunter.

Laut einer im Jahr 2013 veröffentlichen Studie im https://thejournalofheadacheandpain.springeropen.com/ (Stand 12.02.2018) kennen ca. zwei Drittel der deutschen Bevölkerung den Kopfschmerz. Der Medizin sind ca. 250 Arten von Kopfschmerz bekannt.

2.2 Fakten

2.2.1 Definition

Laut Definition werden als Kopfschmerz alle Schmerzempfindungen im Bereich des Kopfes bezeichnet. Sie gehen von einer Reizung der schmerzempfindlichen Strukturen aus: des knöchernen Schädels, der Hirnhäute, der Blutgefäße, Hirnnerven und obersten Spinalnerven.

2.2.2 Symptome

Die Symptome sind Schmerzen vielfältigsten Charakters, die den verschiedenen Kopfschmerzarten teils spezifisch zuzuordnen sind. Neben dem Charakter und der Intensität fließen Lokalität, Häufigkeit und Dauer, das Auftreten nach einem bestimmten Muster und der Zusammenhang mit anderen Symptomen sowie Begleiterscheinungen und Begleitumstände in die Beschreibung ein.

Die IHS Classification ICHD-II (www.ihs-klassifikation.de/de/, Stand 12.02.2018) unterscheidet zwischen primären und sekundären sowie kranialen Neuralgien, zentralem und primärem Gesichtsschmerz und anderen Kopfschmerzen, wobei den genannten Erkrankungsformen wiederum diverse Subtypen zugeordnet sind.

Primäre Kopfschmerzerkrankungen

- Migräne
- Kopfschmerz vom Spannungstyp
- Clusterkopfschmerz und andere trigemino-autonome Kopfschmerzerkrankungen
- andere primäre Kopfschmerzen

Sekundäre Kopfschmerzerkrankungen

- Kopfschmerz zurückzuführen auf ein Kopf- und/oder Halswirbelsäulentrauma
- Kopfschmerz zurückzuführen auf Gefäßstörungen im Bereich des Kopfes oder des Halses
- Kopfschmerz zurückzuführen auf nichtvaskuläre intrakraniale Störungen
- Kopfschmerz zurückzuführen auf eine Substanz oder deren Entzug
- Kopfschmerz zurückzuführen auf eine Infektion
- Kopfschmerz zurückzuführen auf eine Störung der Homöostase
- Kopf- oder Gesichtsschmerz zurückzuführen auf Erkrankungen des Schädels sowie von Hals, Augen, Ohren, Nase, Nebenhöhlen, Zähnen, Mund oder anderen Gesichts- oder Schädelstrukturen
- Kopfschmerz zurückzuführen auf psychiatrische Störungen

Kraniale Neuralgien und andere Kopfschmerzen

- kraniale Neuralgien und zentrale Ursachen von Gesichtsschmerzen
- andere Kopfschmerzen, kraniale Neuralgien, zentrale oder primäre Gesichtsschmerzen

2.2.3 Betroffenes Organ

Reizung der genannten Strukturen mit entsprechender Schmerzsymptomatik:

- Schädel mit Schädelknochen und Periost
- Hirnhäute
- Blutgefäße und Nerven

2.2.4 Wichtige Differenzialdiagnosen mit ähnlicher Symptomatik

Die Differenzialdiagnosen des Kopfschmerzes sind mit der IHS-Klassifikation weitgehend abgedeckt.

Die nähere Betrachtung all der verschiedenen Kopfschmerzentitäten mit ihren Unterordnungen würde so umfassend werden, dass es den Rahmen des Kapitels bei Weitem sprengen würde. Obwohl der osteopathische Denk- und Behandlungsansatz bei einer Vielzahl der aufgeführten Kopfschmerzarten als hilfreich, teilweise auch als Erfolg versprechend anzubringen ist, habe ich mich entschlossen, in diesem Kapitel ein Fallbeispiel aus der Praxis zu beleuchten.

Diesem Fallbeispiel möchte ich grundsätzlich voranstellen, dass jeder neu auftretende Kopfschmerz, falls kein triftiger Grund dafür vorliegt (z. B. eine Erkältungskrankheit oder vorangegangener übermäßiger Genussmittelkonsum) der ärztlichen Abklärung bedarf. Erst wenn durch die möglichen medizinischen und bildgebenden Verfahren alle Kontraindikationen für eine osteopathische Behandlung ausgeschlossen sind und eine schulmedizinische ärztliche Behandlung entweder **nicht** indiziert ist oder aber keine Abhilfe verschafft, sollte nach gründlicher Abwägung osteopathisch behandelt werden.

2.3 Fallbeispiel

Frau B., 71 Jahre alt, groß und schlank und von gepflegtem Äußeren, kommt als schulmedizinisch austherapierte Kopfschmerzpatientin auf Empfehlung ihres Neurologen erstmalig in meine Praxis. Die vollumfängliche Diagnostik mit mehrmaliger Bildgebung und Labor bleibt ohne Befund. Die Patientin plagen seit 8 Jahren Kopfschmerzen, seit 3 Jahren täglich und vor allem nachts. Sie wacht nachts von den Schmerzen immer wieder auf, was eine erhebliche Einschränkung der Lebensqualität bedeutet, da ihr der erholsame Schlaf fehlt.

Begonnen haben die Kopfschmerzen, die sie bis dato überhaupt nicht kannte, im Winterhalbjahr vor 8 Jahren an einem Tag, an dem sie unerwartet für längere Zeit stark frierend im Freien sein musste. Einen anderen Auslöser oder eine weitere Besonderheit im Vorfeld des ersten Auftretens kann sie nicht erinnern. Frau B. beschreibt den Schmerz als „wandernd im Kopf" und „irgendwie rieselnd an unterschiedlichen Stellen, manchmal aufsteigend aus dem Nacken". Dabei deutet die Patientin auf die rechte Seite. Zu Beginn habe sie einmalig ein Flimmerskotom von ca. 20 Minuten Dauer erlebt, dem aber kein Kopfschmerz folgte. Gedeutet wurde dieses primäre Ereignis als Aura. Das 3–4-malige folgende Auftreten des Skotoms im Laufe der nächsten beiden Jahre (immer ohne folgenden Schmerz) führte im Zusammenhang mit dem Kopfschmerz zur Diagnose Migräne.

Der Schmerzcharakter wird aktuell als einseitig rechts und pulsierend beschrieben. Er verstärkt sich beim Aufstehen und Hinlegen, beim Aufstehen jedoch nur kurzfristig. Eine kurzzeitige Anstrengung verschlimmere ebenfalls, längere moderate körperliche Bewegung verschaffe im Nachhinein jedoch Linderung. Übelkeit ist der Patientin im Zusammenhang mit dem Schmerz bekannt, Erbrechen aber nicht.

Auf die Frage, was ihr denn helfe, antwortet sie spontan: kaum etwas. Sie versuche es ab und an mit einem pflanzlichen Mittel gegen Unruhe und Schlaflosigkeit oder stehe nachts auf und laufe etwas in der Wohnung umher. Auf die verordneten Triptane möchte sie nicht zugreifen, denn die würden ihren Blutdruck, der seit Jahren mit Sartanen eingestellt sei, deutlich erhöhen (RR 190/120 mmHg). Die Kopfschmerzen gingen davon ohnehin nicht weg und zusätzlich gehe es ihr aufgrund des erhöhten Blutdrucks noch schlechter. Die nächste medikamentöse Option des behandelnden Arztes wäre die dauerhafte Einnahme von trizyklischen Antidepressiva, was sie aufgrund des großen Leidensdrucks durchaus in Betracht zieht. Sie hat aber mit der Einnahme noch nicht begonnen.

► **Weitere Beschwerden**
- Teilweise heftige Schmerzen und Verspannungen im Schulter- und Nackenbereich beidseitig, die Bewegung des Kopfes ist eingeschränkt und schmerzhaft.
- Nächtliche Parästhesien der oberen Extremitäten beidseitig und tagsüber in Ruhe; diese verschwinden, wenn sie sich etwas bewegt.
- Sodbrennen, Druckgefühl im Oberbauch, vermehrtes Luftaufstoßen, V. a. Helicobacter pylori nach Atemtest, bisher kein Nachweis geführt.
- Stuhlgang oftmals schwierig, manchmal nur alle 3 Tage möglich, behilft sich ab und an mit Abführtropfen oder Miniklistier, Hämorrhoiden werden bejaht.

► **Weitere Erkrankungen**
- Seit ca. 10 Jahren bekannte arterielle Hypertonie, medikamentös eingestellt mit Sartanen, misst täglich selbst ca. 130/85 mmHg. Im letzten Jahr kam es erneut zu einem Anstieg des Blutdrucks, da die Patientin vermehrt Triptane aufgrund der zunehmenden Kopfschmerzen einnahm, es erfolgte eine erneute Dosisanpassung, gutartige Herzrhythmusstörungen (HRST) (nicht näher bezeichnet) bei zu hohem Blutdruck (vermutlich Extrasystolie), keine Koronare Herzkrankheit (KHK) oder Klappenerkrankungen.
- Hypothyreose, vor ca. 10 Jahren Teilresektion wegen Adenom (linker oberer Lappen)
- z.N. Appendektomie mit ca. 25 Jahren

2.3.1 Weitere Befunde der Anamnese

► **Beruf.** Die Patientin ist pensionierte Grundschullehrerin mit viel Leidenschaft für ihren Beruf, der aber auch sehr stressig gewesen sei. Noch heute knirsche sie nachts mit den Zähnen und sei sehr angespannt.

► **Familie.** Die Patientin ist verheiratet, derzeit in Gesprächstherapie wegen Beziehungsproblemen mit ihrem Mann. Die erwachsene Tochter lebt mit ihrer Familie in London. Die Patientin besucht die Tochter oft, musste aufgrund ihrer Kopfschmerzen die letzten beiden Reisen aber absagen, was sie sehr bedauert.

► **Ernährung.** Die Patientin ernährt sich seit Jahren sehr bewusst, hat dabei jedoch kein besonderes Schema, nimmt ausreichend Flüssigkeit zu sich.

► **Sport.** Die Patientin treibt keinen Sport, da Anstrengung die Schmerzen verstärkt; sie geht viel zu Fuß, weil ihr das guttue und sie in Bewegung bleiben möchte.

► **Traumata.** Keine

► **Labor.** Aktuell erhöhte Leberenzyme einhergehend mit der Dosiserhöhung der Sartane. Thyroideastimulierendes Hormon (TSH) und sonstige Werte im Normbereich. Die Patientin gibt an, seit Beginn der Kopfschmerzen keinen Alkohol mehr zu trinken. Dadurch normalisierten sich vormals erhöhte Leberwerte, die demnach auf einen übermäßigen täglichen Weinkonsum am Abend nach der Arbeit zurückzuführen waren.

► **Medikamente**
- L-Tyrox 50 Mikrogramm
- Candesartan 16 mg

2.3.2 Auffälligkeiten im Befund

- sehr rigider Schultergürtel und Thorax mit Druckdolenzen über den Sternokostalgelenken
- beidseitig innenrotierte Klavikula
- Brustwirbelsäule (BWS) sowie Rippengelenke in der Beweglichkeit deutlich eingeschränkt
- schmerzhafter Hartspann und diverse aktive Triggerpunkte der Trapezii und Scaleni, Rotatorenmanschette, Thoraxmuskulatur
- verstrichene Fossae supraclavicularis
- untere Thoraxapertur ebenfalls sehr rigide
- schmerzhafte Bewegungseinschränkung des zervikothorakalen Übergangs (CTÜ) und der Halswirbelsäule (HWS) in alle Richtungen
- Kompression C 0/C 1 bilateral
- Flexions-/Rotationsdysfunktion C 3/4
- schmerzhaft hartgespannte kurze Nackenmuskeln, reagieren mit Kontraktionen auf Berührung sowie ventrale supra- und infrahyoidale Muskulatur und M. sternocleidomastoideus (SCOM) beidseitig
- diverse aktive Triggerpunkte
- diskreter Verzug des Hyoid nach dorsal
- Narbenfestigkeit nach Teilresektion der Thyroidea
- stark unangenehm berührungsempfindlicher Schädel/Kopfhaut, insbesondere occipital und parietal
- beide Mm. masseter druckdolent, Articulatio temporomandibularis (ATM) beidseitig unauffällig
- Patientin fällt es schwer, den Kopf abzulegen
- im Stehen, Sitzen und Liegen gestaute Halsvenen, links mehr als rechts
- druckdolenter tastbarer Leberrand
- Druckdolenz Epigastrium und Pylorus
- Magen in der Perkussion hochtympanisch
- Zäkum und Colon descendens/Sigmoid ebenfalls druckschmerzhaft
- schlecht verschiebliches Dünndarmpaket
- im Stehen vorgewölbter Unterbauch
- aktuell pulsierende Kopfschmerzen rechtseitig, verstärken sich beim Hinlegen auf die Behandlungsliege
- sonst altersgerechter Befund, RR 125/85 mmHg, HF 68

Die gesamte abdominale Befunderhebung löst Übelkeit aus und verstärkt den Kopfschmerz bei der Patientin, insbesondere die Palpation der Leber und des Epigastriums.

2.3.3 Behandlung

Nach Aufforderung, im Liegen tief einzuatmen, zeigt die Patientin ein hochthorakales Atemmuster. Die Bitte, ausschließlich in den Bauch zu atmen, kann sie primär nur mit Anleitung umsetzen. Sie gibt jedoch mit der ersten abdominalen Inspiration Schwindel, Übelkeit und Schwarzwerden vor Augen an, eine Verstärkung des Kopfschmerzes, ebenso Schmerzen retrosternal und an der unteren Thoraxapertur, sodass vorerst auf die intensive Zwerchfellatmung verzichtet wird. Daraufhin verschwinden sowohl die Schmerzen als auch die zentralen Symptome. Der Kopfschmerz schwächt sich wieder etwas ab.

Nun erfolgt unter Berücksichtigung aller Gegebenheiten die Behandlung der oberen Thoraxapertur vornehmlich im Hinblick auf Verbesserung der zirkulatorischen Verhältnisse. Zum Einsatz kommen myotensive, General-Osteopathic-Treatment-Techniken (GOT-Techniken) sowie Balanced-Membranous-Tension-Technik (BMT-Techniken). Aufgrund der deutlich vegetativen Symptome während Palpation und Atmung ist große Behutsamkeit geboten.

Im weiteren Verlauf wird die Patientin aufgefordert, wieder leicht in den Bauch zu atmen. Stets in Rücksprache mit der Patientin folgt nun die Behandlung des Thorax mit dem Mediastinum und des Diaphragmas. Bereits nach kurzer Zeit zeigt sich die Leber weich und nicht mehr druckdolent. Der Magen reagiert mit peristaltischen Geräuschen und senkt seinen hochtympanischen Klopfschall etwas ab.

Noch immer in Rückenlage erfolgt nun die Behandlung der Rippen mittels Balanced-Ligamentous-Tension-Techniken (BLT-Techniken), was aufgrund immer noch starker Spannungsverhältnisse einige Zeit in Anspruch nimmt. Die Patientin gibt derweil keine der eingangs aufgetretenen Symptome mehr an und bemerkt eine größere Atemfreiheit.

Im Abdomen erfolgt die sanfte Mobilisation des Dünn- und Dickdarms und abschließend die der oberen HWS und Schädelbasis mittels BLT- und GOT-Technik. Der abschließende orientierende Griff an den Schädel mittels occipitaler Handanlage und klassischen 4-Quadranten-Griffs wird nun toleriert und nicht mehr als sehr unangenehm empfunden. Die Dauer der Behandlung umfasste ca. 40 Minuten.

Die erneute Blutdruckmessung vor dem Aufrichten der Patientin ergibt einen Wert von 110/65 mmHg, was wiederum zur Vorsicht mahnt. Einsetzender Schwindel und Übelkeit nach dem Hinsetzen legten sich nach ca. 2 Minuten. Die Patientin ist zu diesem Zeitpunkt frei von Kopfschmerzen, aber auch „unendlich müde".

Auf meinen Rat und meine Bitte hin hält sie sich noch eine ganze weitere Stunde im Wartezimmer auf und trinkt langsam 2 Gläser Wasser, bevor sie die Praxis verlässt.

Hinweis zur Behandlung

Auf eine Behandlung des Schädels (mit Ausnahme Kopfgelenke) und die Manipulation mittels High-Velocity-Low-Amplitude-Technik (HVLA-Technik) mehrerer Dysfunktionen der Wirbelsäule und Rippen wird in der ersten Konsultation bewusst verzichtet. Es muss davon ausgegangen werden, dass die regulatorischen Grenzen der Patientin sehr eng gefasst sind. Mit dem vegetativen Input an Parasympathikus und Sympathikus (Schädel und BWS) hätte man eine Überschreitung sicher riskiert.

2.4 Osteopathisch-differenzialdiagnostische Betrachtung

Ich gehe davon aus, dass es sich bei dem vorgestellten Fallbeispiel um eine Komorbidität zwischen einem zervikogenen Kopfschmerz, einem Kopfschmerz vom Spannungstyp und einem meinerseits so bezeichneten Stauungskopfschmerz handelt. Während der zervikogene Kopfschmerz sowie der Spannungstyp relativ spezifisch in der International Headache Society (IHS) definiert und bekannt sind, obliegt mir die Betrachtung des sogenannten Stauungskopfschmerzes ohne nähere Beschreibung oder Einordnung durch die IHS. Bevor ich mich den 3 Kopfschmerztypen zuwende, sind im Folgenden kurz die sensiblen Afferenzen des Schädels aufgeführt:

Allen voran steht hier der N. trigeminus (V), (► Abb. 2.1), der das Gros der somatosensiblen Informationen aus dem Kopfbereich zum Zentralnervensystem leitet. Über seine 3 Hauptäste (N. ophthalmicus, N. maxillaris und N. mandibularis) leitet er (insbesondere der N. maxillaris) afferente Signale aus Gefäßen (Schmerzrezeptoren in den postkapillären Venolen, den Venolen, den Sinuswänden und den Wänden der Lymphgefäße) und Hirnhäuten. Die sensiblen Rr. meningei des Trigeminus finden sich vor allem in vorderer und mittlerer Schädelgrube, wobei erwähnt sei, dass die Radix meningeus des 1. Trigeminusastes (N. ophthalmicus) entlang der Falx cerebri bis zum Tentorium cerebelli verläuft.

Die Versorgung der hinteren Schädelgrube gewährleisten sensible Rr. meningei der Zervikalsegmente C 2 und C 3, die auf Höhe des Foramen jugulare eine Verbindung mit den Hirnnerven IX und X über Anastomosen eingehen.

Signale von Gesichtshaut, Gesichtsmuskulatur, Augen, Zähnen und Kiefergelenk leitet ebenfalls der Trigeminus über seine

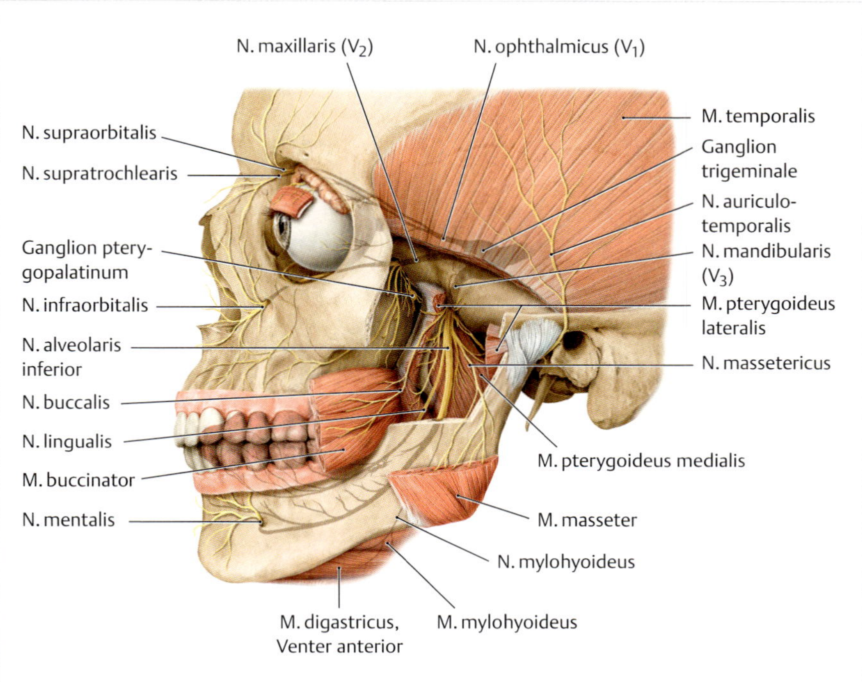

Abb. 2.1 Die sensible Versorgung des vorderen und seitlichen Kopfes erfolgt äußerlich und innerlich u. a. über die 3 großen Äste des N. trigeminus, N. ophthalmicus, N. maxillaris und N. mandibularis. Aber auch dorsale und ventrale Äste der oberen Spinalnerven sind an der sensiblen Versorgung des Kopfes und Halses beteiligt. (Schünke M, Schulte E, Schumacher U. Prometheus. LernAtlas der Anatomie. Kopf, Hals und Neuroanatomie. Illustrationen von M. Voll und K. Wesker. 4. Aufl. Stuttgart: Thieme; 2014: 233)

große sensible Wurzel nach zentral zu den Kerngebieten.

Der N. fazialis (VII), der N. glossopharyngeus (IX) und der N. vagus (X) sind als 3 weitere Hirnnerven an der sensiblen Innervation beteiligt, wenn auch in deutlich geringerem Umfang.

2.4.1 Zervikogener Kopfschmerz

Das grundlegende Prinzip beim zervikogenen Kopfschmerz ist die neuronale Konvergenz [4]. Das bedeutet, dass nozizeptive Afferenzen von Strukturen der Halswirbelsäule mit Afferenzen des N. trigeminus konvergieren, also auf dasselbe sekundäre sensible Neuron auf zervikaler Rückenmarksebene und teils auch bis zur Ebene des Thalamus projizieren. Durch diese morphologische und funktionelle Vermischung von zervikalen und trigeminalen Afferenzen, sowohl ipsi- als auch bilateral, können Schmerzen im Versorgungsgebiet des N. trigeminus wahrgenommen werden, deren Ursprung zervikal ist und umgekehrt und die sich nicht zwangsläufig innerhalb umschriebener Dermatome befinden müssen.

Die Konvergenz mit trigeminalen Afferenzen besteht für die zervikalen Wurzeln von C1–C3, möglicherweise auch für C4

(► Abb. 2.2), wobei die Wurzel von C2 den Hauptteil der sensiblen Innervation von schmerzempfindlichen HWS-Strukturen trägt (u. a. den N. occipitalis major, der große Teile der schmerzempfindlichen Strukturen der HWS und des Hinterhauptes innerviert). Tiefer gelegene Wurzeln sind nicht mehr einbegriffen. Kommt es also zu einem Gewebestress oder einer Schädigung mit kurzzeitiger oder andauernder Nozizeption in den Bändern, Bandscheiben, Muskeln, Gelenken oder anderen schmerzempfindlichen Strukturen der HWS, wie der Haut in diesem Bereich, so können diese Reize auch oder nur als Kopfschmerz imponieren. Außerdem kann die dauerhafte Nozizeption Veränderungen im Tonus entsprechender Muskeln bewirken. Bei der Patientin treffe ich auf mehrere Dysfunktionen der HWS, sehr prominent sind jene auf dem Niveau C0/C1 und C3/C4.

Weiterhin gilt als nachgewiesen, dass Afferenzen der Dura mater Kollateralen bilden, die über Suturen und Fissuren oder entlang der Schädelvenen den Schädel verlassen und extrakranielles Periost und Muskulatur versorgen [5]. Somit ist es wahrscheinlich, dass nozizeptive Reize am äußeren Schädel auch direkt über meningeale Afferenzen vermittelt werden und ein Kopfschmerzgeschehen unterhalten oder beeinflussen können.

2.4.2 Spannungskopfschmerz

Der Spannungskopfschmerz weist ein breit gefächertes Symptomprofil auf. In dieses Profil passen einige Angaben der beschriebenen Patientin:

- aktuell einseitiges Bestehen
- wechselnde Lokalisation des Schmerzes
- Verstärkung durch körperliche Aktivität
- teils pulsierender und pochender Charakter
- begleitende Übelkeit

Auch der Hinweis auf das nächtliche Zähneknirschen und die ständige schmerzhafte Verspannung im Schulter-Nacken-Bereich sind wichtig im Hinblick auf den Zusammenhang der perikranialen Muskulatur und der Kopfschmerzen vom Spannungstyp. Nicht zuletzt ziehe ich die Bemerkung der Patientin, der Schmerz habe im Winter nach starkem Frieren begonnen, in die Überlegungen ein, denn Kälte wird als häufiger Auslöser von Kontraktionen und damit eines myofaszialen Schmerzsyndroms angesehen und kann erhebliche Folgen für die betroffenen Muskeln haben. Übermäßig lange oder gar dauerhafte Kontraktionen der Muskulatur ohne zwischengeschaltete Entspannungsphasen ziehen Mikrozirkulationstörungen der Muskeln nach sich, die daraufhin metabolisch bedingte Mikroläsionen erleiden. Es kommt histologisch gesehen zu einer Abnahme der Blutkapillarenanzahl pro Muskelfaser und damit zur Reduktion von Substratzufuhr und Abtransport von Metaboliten. Gegenüber dem gesunden Muskel tritt eine deutlich reduzierte Sauerstoffspannung im Gewebe auf.

Die zusätzliche Reizung von Nozizeptoren in solch beeinträchtigten und gestörten Muskelarealen und die reflektorische Aktivierung der γ-Motoneurone bewirken, wie bereits beim zervikogenem Kopfschmerz erwähnt, eine weitere Kontraktion, die die Vorgänge unterhält und sich auf benachbarte Areale ausbreiten kann. Auslöser für solche Veränderungen der Muskelphysiologie und Störungen der Mikrozirkulation können neben erwähnter Kälteeinwirkung auch psychische oder mentale Anspannung und fehlerhafte übermäßige mechanische Beanspruchung sein. Maßgeblich für das Auftreten des Kopfschmerzes sind jedoch erst eine zeitliche und räumliche Häufung der muskulären Mikroläsionen und das Ausbleiben effektiver Reparaturmechanismen.

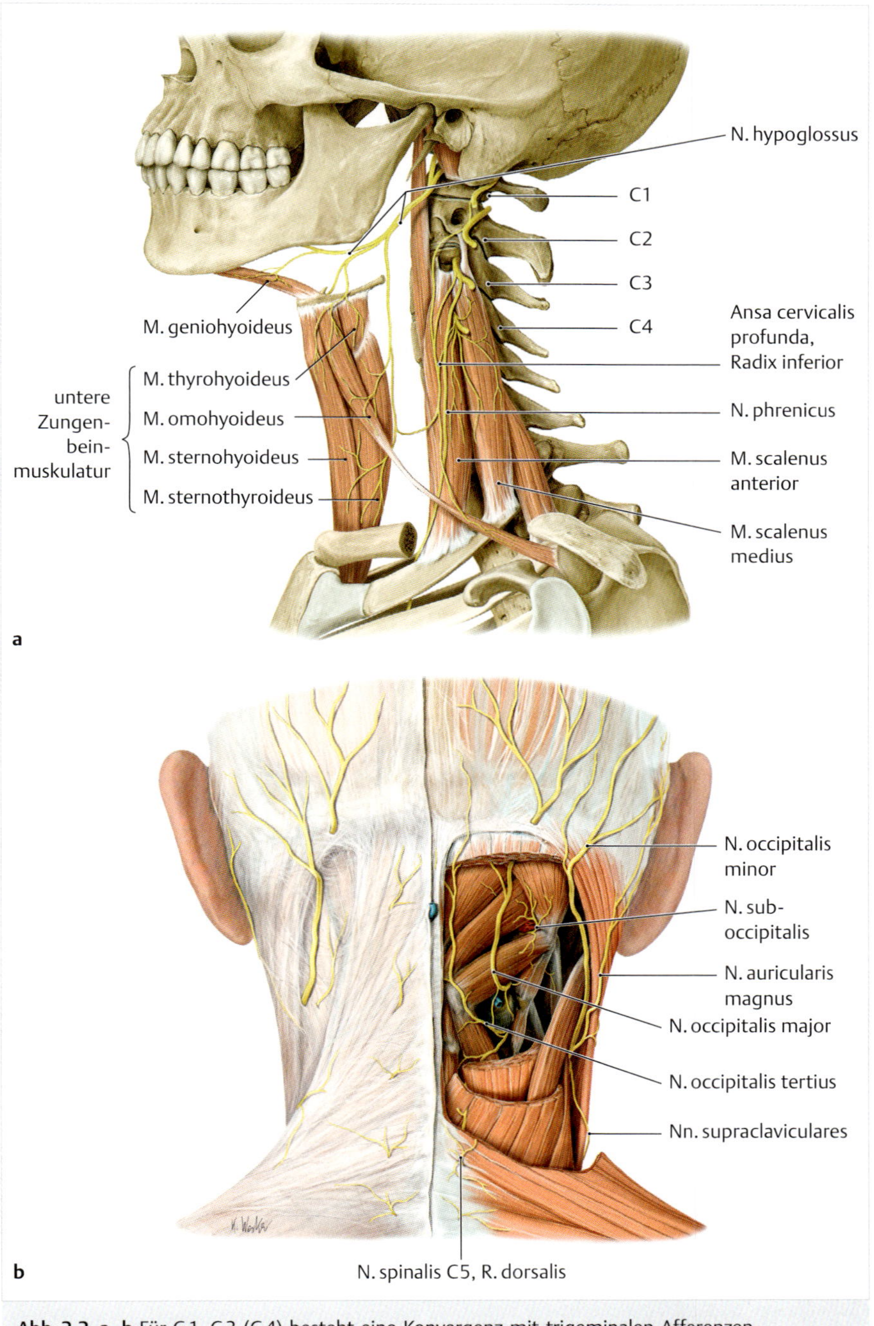

Abb. 2.2 a, b Für C 1–C 3 (C 4) besteht eine Konvergenz mit trigeminalen Afferenzen.

2.4.3 Stauungskopfschmerz

Der von mir so bezeichnete Stauungskopfschmerz geht primär von mechanischen Komponenten aus, die den venösen Rückfluss aus dem Schädel und damit auch die Liquorzirkulation und -resorption aus dem Schädel und dem Rückenmarkskanal behindern. Oftmals ist die Abflussbehinderung des Schädels nicht im, sondern in den Ebenen kaudal des Schädels zu finden. Logisch erscheint, dass das venöse System aufgrund der physiologisch herrschenden niedrigen Druckverhältnisse, vor allem oberhalb der Herzebene, viel anfälliger für Kräfte von außen ist als das arterielle Hochdrucksystem.

Der venöse Abfluss des Schädels wird hauptsächlich über 3 paarige Jugularvenen gewährleistet (interna, externa, anterior). Ebenso wird unterschieden in oberflächliche und tiefe Halsvenen.

Die V. jugularis interna drainiert einen Großteil des Volumens aus dem Schädelinneren und verläuft zusammen mit der A. carotis communis, der A. carotis interna und dem N. vagus in der Vagina carotis, einem bindegewebigen Raum, der von den Halsfaszien gebildet wird und Kontakt zur Lamina praevertebralis und praetrachealis hat (► Abb. 2.3, ► Abb. 2.4). Die Verbindung dieser hinter dem M. sternocleidomastoideus verlaufenden bindegewebigen Hülle mit dem sehnigen Zwischenstück des M. omohyoideus ermöglicht es dem Muskel, einen Zug auf die Vagina carotis und damit auf die V. jugularis interna auszuüben, um sie so vor allem bei starker Kopfneigung offenzuhalten und vor dem Kollabieren zu schützen. Auf diesem Niveau besteht in der V. jugularis interna ein Unterdruck aufgrund der Schwerkraft und der Sogwirkung des Herzens. Medioventral der Vagina carotica liegt der jeweilige Lappen der Glandula thyroidea.

Die V. jugularis externa drainiert hauptsächlich aus dem extrakraniellen occipitalen Bereich und die V. jugularis anterior aus dem ventralen Halsbereich und dem Mundboden, bevor sie in die V. jugularis externa auf Höhe des Ansatzes des SCOM mündet. Oftmals gehen hier beide V. jugulares ventrales eine Querbindung miteinander ein.

Weiterhin wichtig in der Betrachtung der venösen Abflüsse aus dem Schädel und Hals sind folgende Strukturen:

Plexus venosus vertebralis externus anterior: Verbindung mit dem Sinus cavernosus über den Plexus venosus pharyngeus und Plexus venosus pterygoideus posterior: Verbindung über die mastoidalen und kondylären V. emissariae zum Sinus sigmoideus.

Der **Plexus venosus vertebralis internus** (im epiduralen Raum) erhält Zuflüsse aus den V. radiculares ventrales et dorsales (Rückenmark) und hat Verbindungen über die Wirbelkörpervenen (Vv. basivertebrales) zum Plexus venosus vertebralis externus. Auch hier existieren vordere und hintere Anteile. Die vorderen beiden Venen verlaufen lateral zum hinteren Längsband und sind immer wieder durch Queranastomosen miteinander verbunden. Der kraniale Teil setzt sich in den Plexus basilaris fort und hat damit Verbindung zum Sinus cavernosus und dem Sinus petrosus inferior. Der hintere Anteil verläuft ebenfalls längs im Spinalkanal und steht über den Sinus occipitalis mit dem Confluens sinuum in Verbindung. Diese beiden vertebralen Plexus stehen ebenso mit den Azygossystem und den posterioren Vv. intercostales in Verbindung.

Bei genauer Betrachtung der anatomischen Verhältnisse, insbesondere der Einbettung der venösen Gefäße in umgebende fasziale und bindegewebige Strukturen, leuchtet ein, dass auffällig hohe Spannungsverhältnisse in der vertebralen und thorakalen Muskulatur, in den Faszien und im sonstigen Bindegewebe neben reinen mechanischen Auswirkungen im parietalen System auch eine Abflussproblematik nach sich ziehen können, die als Druckerhöhung im Schädel und mit Schmerzen imponiert.

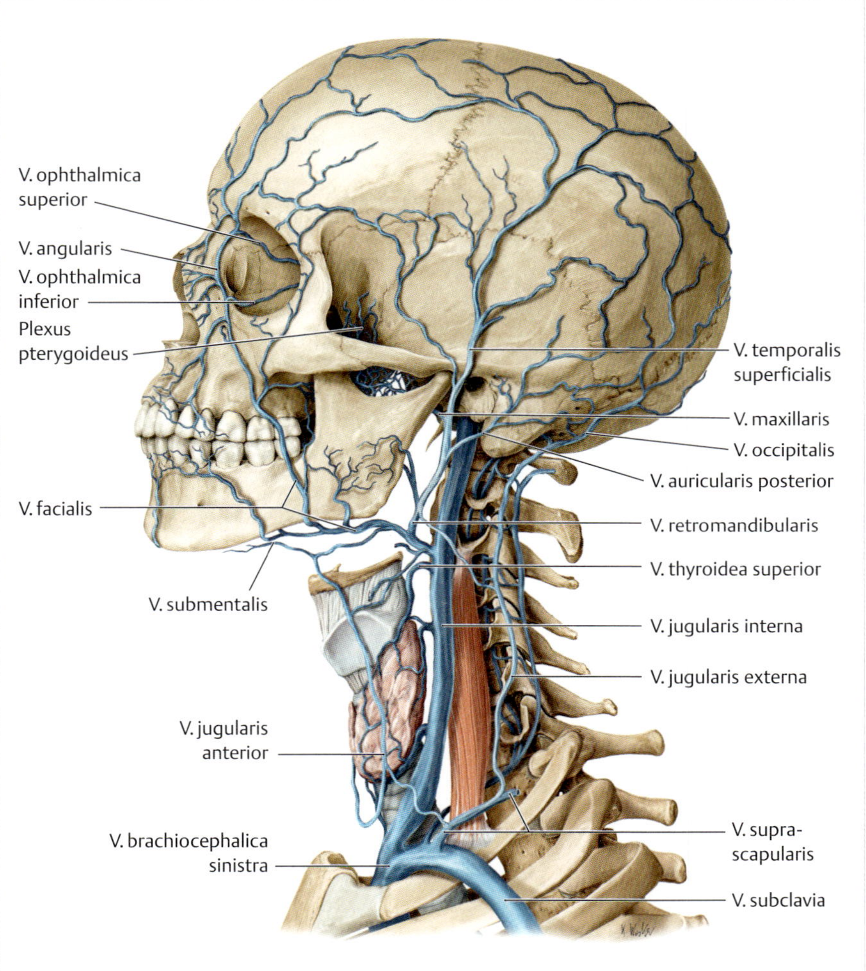

Abb. 2.3 Das dichte venöse Geflecht des Schädels sammelt Blut und drainiert in die V. brachiocephalica. Bereits im Verlauf der großen venösen Blutleiter sowie beim Eintritt in den Thorax können Flussbehinderungen durch äußere mechanische Einflüssen entstehen und zum Rückstau in die äußeren, aber auch inneren Blutleiter des Schädels führen. (Schünke M, Schulte E, Schumacher U. Prometheus. LernAtlas der Anatomie. Kopf, Hals und Neuroanatomie. Illustrationen von M. Voll und K. Wesker. 4. Aufl. Stuttgart: Thieme; 2014: 104)

Mit besonderem Nachdruck weise ich auf die oft führende Rolle der thorakalen Muskulatur und vor allem des Mediastinums hin. Nicht nur seine retrosternalen und prävertebralen Anheftungen, auch die Kontinuität zum Zwerchfell und die über die Halsfaszien und den Ösophagus vermittelte Kontinuität zum Tuber pharyngeum des Os occipitale, damit zur Schädelbasis, erklären die „Macht" dieser Struktur, sondern auch die unmittelbare Einbettung von Herz und großen Gefäßen und wichti-

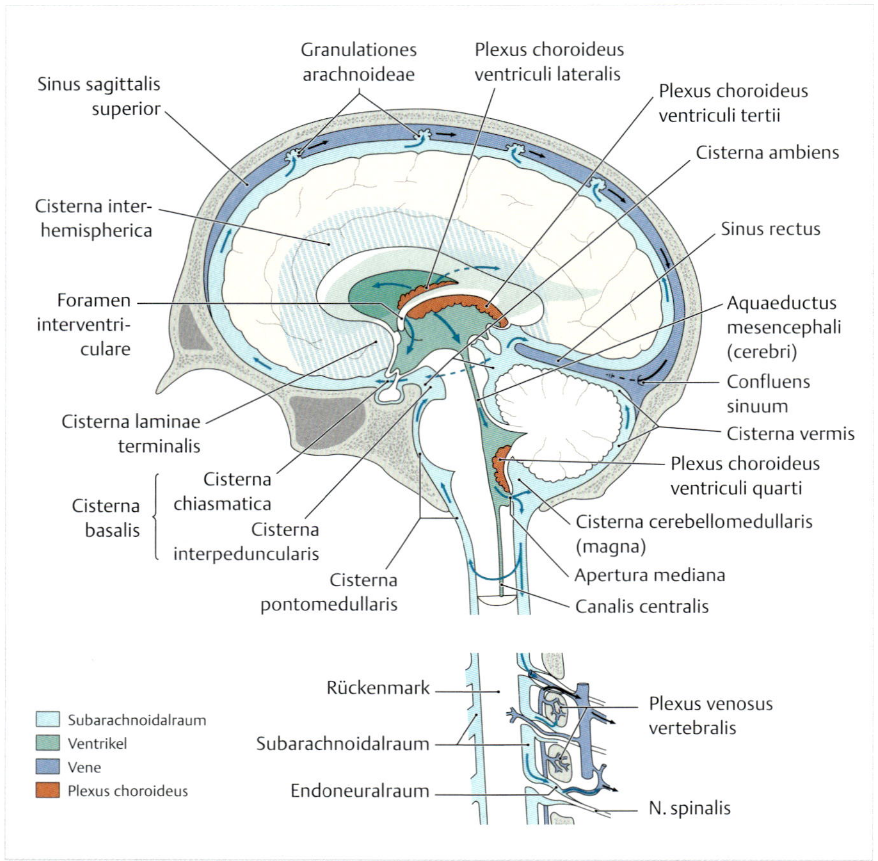

Abb. 2.4 Da der Liquor über die venösen Sinus und Gefäße resorbiert wird, könnte eine Druckerhöhung in den venösen Blutleitern auch eine Druckerhöhung in den Liquorräumen zur Folge haben und die Liquorresorption behindern. (Schünke M, Schulte E, Schumacher U. Prometheus. LernAtlas der Anatomie. Kopf, Hals und Neuroanatomie. Illustrationen von M. Voll und K. Wesker. 4. Aufl. Stuttgart: Thieme; 2014: 314)

ger nervaler Strukturen (T. sympathicus, N. vagus). Steht ein Mediastinum unter hoher Spannung, und das ist bei vielen bewegungsarmen Patienten der Fall, überträgt sich diese auf alle Anheftungspunkte und Flächen, beeinflusst nicht unerheblich eingebettete Strukturen und ist damit in der Lage, vielfältigste Symptome zu generieren.

Unmittelbar spürbar wird das bei der vorgestellten Patientin bei der tiefen Zwerchfellatmung. Bei einer solchen Inspiration verstärkt sich die Spannung im Mediastinum enorm und überträgt sich auf die innenliegenden Strukturen (Herz, Gefäße und Nerven), ebenso wie auf die Wirbelsäule und das Sternum bis hin zur Schädelbasis. Dies äußert sich in unserem Falle mit retrosternalen Schmerzen, Blutdruckabfall, Schwindel und Übelkeit. Andere Patienten reagieren mit heftiger Angst auf diese unangenehmen vegetativen Reaktionen, die auch auf eine mögliche Reizung des Grenzstranges zurückzuführen sind, auf Schmerzen, die entlang der Halslogen bis gefühlt hinter die Augen ziehen und auf z. B. spontan auftretende Extrasystolen oder Palpitationen des Herzens.

Die u. a. durch die hohe thorakale und mediastinale Spannung verursachte Stauungsproblematik im Schädel, also auf dem Niveau der Schädelbasis und der oberen Thoraxapertur, zeigt sich ebenso unterhalb der Mediastinal- und Zwerchfellebene. Hier werden die Druckdolenzen im Oberbauch und Abdomen, die Magensymptome und funktionellen Beschwerden sowie die Hämorrhoiden nur erwähnt, ich verweise dafür auf Kap. 6 und Kap. 7 und erinnere an die Verbindung des N. phrenicus mit seinen Afferenzen nach zentral (C3–C5) und die Folgen einer dauerhaften Nozizeption durch eben diese stauungsbedingten Dysfunktionen (viszerosomatische Reflexe). Beeindruckend ist die Schnelligkeit, mit der sich gerade diese palpierbaren Stauungsphänomene ausschließlich durch eine gezielte Zwerchfellatmung abbauen! Und wie bereitwillig oft auch das mediastinale Gewebe wieder vitalere Eigenschaften im Sinne der ihm eigenen Viskoelastizität annimmt. Aus meiner Sicht ist dies unerlässlich für die Wiederherstellung einer optimalen und suffizienten Makro- und Mikrozirkulation für letztlich den gesamten Körper und den Schädel.

Bei meiner Patientin ist der entscheidende Hinweis, dass es sich hier um ein Stauungsphänomen handelt, die Angabe der Patientin über den nächtlichen Schmerz, von dem sie aufwacht und der sich unter Umherlaufen und Bewegung etwas bessert. Die körperlich wenig dynamische Phase des Schlafes verstärkt die ohnehin schon bestehenden hohen Spannungen in Muskulatur und Bindegewebe, sodass temporäre blutflussfördernde Muskel- und Körperbewegungen zusätzlich wegfallen, was die Abflussprobleme verstärkt. Das kann auch die nächtlichen Parästhesien der oberen Extremitäten erklären. Die Zunahme des Kopfschmerzes unter stärkerer körperlicher Betätigung wie Sport passt ebenfalls in dieses Muster. Der mit der körperlichen Anstrengung einhergehende Blutdruckanstieg sorgt höchstwahrscheinlich für ein noch größeres Missverhältnis zwischen arteriellem Zufluss und venösem Abfluss aus dem Schädel und damit für einen weiteren Anstieg des venösen Druckes und Schmerzes. Hier sei folgende Bemerkung erlaubt: Die Patientin gibt an, keinen Sport mehr zu treiben, weil das den Schmerz verstärke. Würde sie jedoch den auftretenden Schmerz z. B. medikamentös unterdrücken und sich trotzdem regelmäßig mit den richtigen sportlichen Maßnahmen betätigen, würden sich die Symptome mit hoher Wahrscheinlichkeit im Sinne einer Durchbrechung des Circulus vitiosus verbessern. Was die Patientin bereits erlebt hat, denn die regelmäßige moderate Bewegung tut ihr gut und entlastet sie.

Weiterhin beschreibt die Patientin, dass sich der Kopfschmerz sowohl beim Aufsetzen oder Aufstehen als auch beim Hinlegen deutlich pulsierend verstärkt. Mit dem Unterschied, dass die Verstärkung beim Aufrichten nur kurzfristig auftritt, um dann wieder auf das vorherige Niveau abzusinken. Aufgrund der Schwerkraft, Orthostase, sinkt der arterielle Druck vor allem in der oberen Körperhälfte beim Aufstehen oder -setzen aus der Horizontalen primär ab, was eine Gegenreaktion des Herz-Kreislauf-Systems im Sinne einer Blutdruckerhöhung zur Folge hat (Herzfrequenz und Kontraktionskraft des Herzens steigen an). Die Folge ist das beschriebene Missverhältnis mit einer Verstärkung des Schmerzes. Ist der primäre Blutdruckabfall nach kurzer Zeit ausgeglichen, sinken Frequenz und Kontraktionskraft des Herzens wieder ab und der Druck respektive Schmerz im Kopf lassen nach.

Beim Hinlegen kommt es ebenfalls zu einem Druckanstieg im Schädel, hier jedoch ausschließlich aufgrund der Lageänderung des Kopfes im Verhältnis zum Herzen. Die Schwerkraft sorgt für den kra-

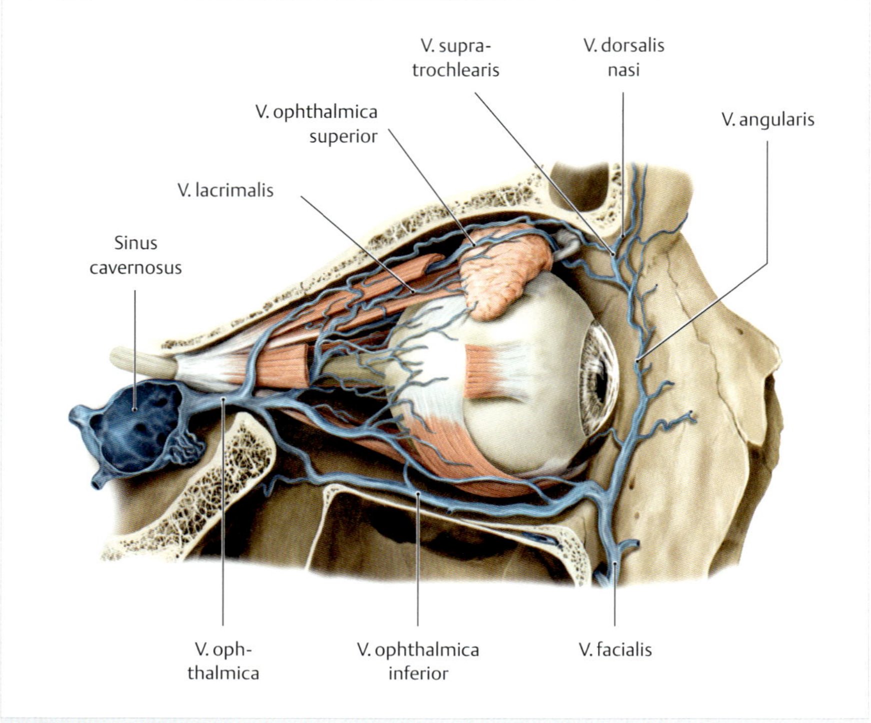

Abb. 2.5 Venen der Orbita. (Schünke M, Schulte E, Schumacher U. Prometheus. LernAtlas der Anatomie. Kopf, Hals und Neuroanatomie. Illustrationen von M. Voll und K. Wesker. 4. Aufl. Stuttgart: Thieme; 2014: 175)

nialen Druckanstieg. Auch hier greifen Regulationsmechanismen des Herz-Kreislauf-Systems im Sinne einer Down-Regulation, die beim gesunden Menschen schnell für einen Ausgleich sorgen. Dem steht im vorliegenden Fall jedoch der behinderte Rückfluss zum Herzen gegenüber, weiterhin womöglich auch eine durch die Sartane (AT 1-Antagonisten) nicht mehr optimale Anpassung der Hirngefäße an die Druckerhöhung im Sinne einer Engstellung. Die Folge kann ein andauernder Schmerz im Liegen sein. Der nicht genau zu lokalisierende Schmerz argumentiert ebenso für eine Stauung, wenn auch nicht ausschließlich.

Das beschriebene singulär auftretende Flimmerskotom ohne folgende Kopfschmerzen könnte die Folge einer funktionell gestörten Zirkulation in der Orbita sein (► Abb. 2.5). Die anatomischen Gegebenheiten im und hinter dem Auge weisen engste Lagebeziehungen und Überkreuzungen von arteriellen und venösen Blutgefäßen auf. Temporäre Beeinträchtigungen der Flussraten in diesen Arterien und Venen, Stauungen und womöglich auch auftretende reaktive Gefäßspasmen gehen u. a. mit entsprechenden Symptomen des Flimmerskotoms einher. Für Gefäßveränderungen vor allem im arteriellen Bereich spricht auch die bekannte Hypertonie der Patientin.

Zu erwähnen ist, dass sich im www.neurochirurgie.insel.ch/spezialgebiete-erkrankungen/neurochirurgische-erkrankungen/

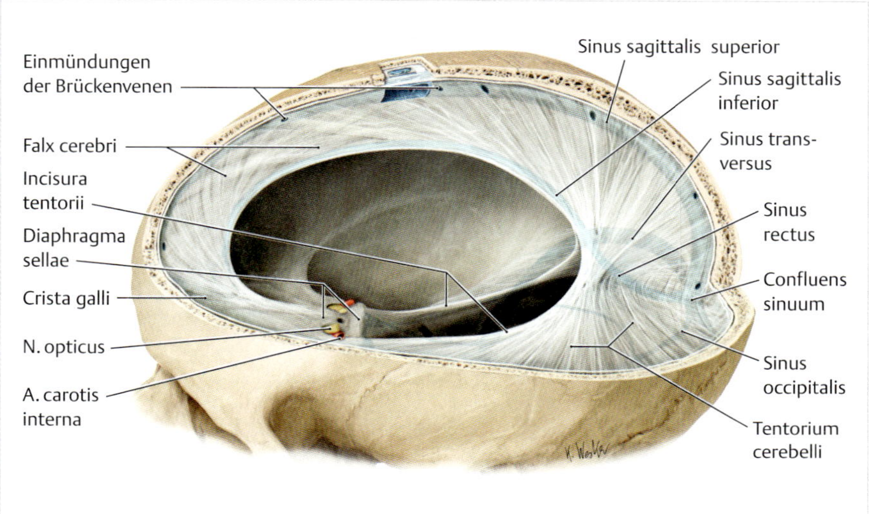

Abb. 2.6 Die Durasepten durchziehen als schmerzempfindliche Struktur den Schädel und bilden die venösen Sinus. (Schünke M, Schulte E, Schumacher U. Prometheus. LernAtlas der Anatomie. Kopf, Hals und Neuroanatomie. Illustrationen von M. Voll und K. Wesker. 4. Aufl. Stuttgart: Thieme; 2014: 308)

liquorstoerungen/idiopathisch-intrakranielle-hypertension (Stand 09.07.2018) klinisch beschriebenen Bild der idiopathischen benignen intrakraniellen Hypertension Parallelen zu dem beschriebenen Stauungskopfschmerz finden. Es ist jedoch bisher nicht erkannt, wodurch die bei diesem Krankheitsbild maßgebliche Druckerhöhung im Schädel zustande kommt. Therapeutische Ansätze finden sich hier medikamentös und chirurgisch.

Dura mater

Da wir uns bei diesem Fall nur sekundär der Struktur Dura mater über die betroffenen venösen Sinus im Cranium annähern, diese Struktur jedoch bei vielen Patienten gerade nach Traumata primär betroffen sein kann, wird das Thema im Folgenden näher beschrieben.

Die zweiblättrige Dura mater legt sich dem Schädelknochen fest von innen an, trennt aber an bestimmten Stellen das innere Blatt vom äußeren, um in Form des entstehenden Raumes die venösen Sinus zu bilden und weiterhin sich in Form der Durasepten (► Abb. 2.6) in den Spalt zwischen den Großhirnhemisphären und den Kleinhirnhemisphären abzusenken. Auch legt sich eine solche Duplikatur horizontal zwischen Groß- und Kleinhirn des Schädels (Falx cerebri, Falx cerebelli, Tentorium cerebelli). Neben der flächigen Auflage am Knochen ist die Dura mater z. T. über Verstärkungszüge am Schädel befestigt, ebenso an der Zirkumferenz des Foramen magnum sowie an den Dorsalflächen der Wirbelkörper C 2 und C 3.

In der C 1-Region ist die Dura häufig über eine Bindegewebsbrücke mit dem M. rectus capitis minor verbunden. Im Verlauf durch den Wirbelkanal findet sich keine direkte knöcherne Fixierung der Dura, jedoch sind Verbindungen zu etlichen Bandstrukturen beschrieben (z. B. Lig. flava, Lig. nuchae, Lig. interspinalia durae matris, Lig. longitudinale posterius, Lig. sacrodurale anterius, Lig. denticulatum u. a.). Bei knapp der Hälfte der Erwachsenen endet der Duraschlauch am Übergang von S 1 zu S 2, bei gut einem Drittel auf Höhe S 2, manchmal erstreckt er sich aber auch bis zu S 4. Das Ende des Duraschlauchs wird vom Filum terminale des Rückenmarks durchbrochen, heißt ab hier Filum terminale externum, das dann aufgefächert am Periost des Steißbeins befestigt ist und mit den Lig. sacrococcygeae anteriorae in Verbindung steht.

Allein aus dieser oberflächlichen anatomischen Betrachtung ergibt sich der Schluss, dass eine mechanische Beeinflussung der spinalen Dura, auf welchem Niveau auch immer, durchaus Auswirkung auf die kraniale Dura und den Schädel haben kann und möglicherweise durch Schmerz zum Ausdruck kommt. Unterstützt wird diese These durch die Tatsache, dass die Ausrichtung der straffen kollagenen Fasern der Dura fast im gesamten Verlauf longitudinal und somit kaum längenveränderlich ist und Spannungen, die durch Zug und/oder Druck entstehen, nahezu direkt übertragen werden (► Abb. 2.7). Beides, sowohl funktionelle Störungen als auch ernsthafte Pathologien, können ursächlich sein für solche mechanischen Reize und primär gleiche Symptome verursachen. Deshalb soll die Wichtigkeit der interdisziplinären medizinischen Abklärung von Kopfschmerzen noch einmal betont werden. Andererseits bieten sich etliche Möglichkeiten, die Dura mater therapeutisch und oft mit beeindruckendem Erfolg zu beeinflussen.

2.5 Zusammenfassung

Zusammenfassend kann gesagt werden, dass alle 3 hier besprochenen Entitäten in einigen Punkten natürlich Verbindungen aufweisen. Eine solitäre Betrachtung, eine scharfe Abgrenzung sind unmöglich und

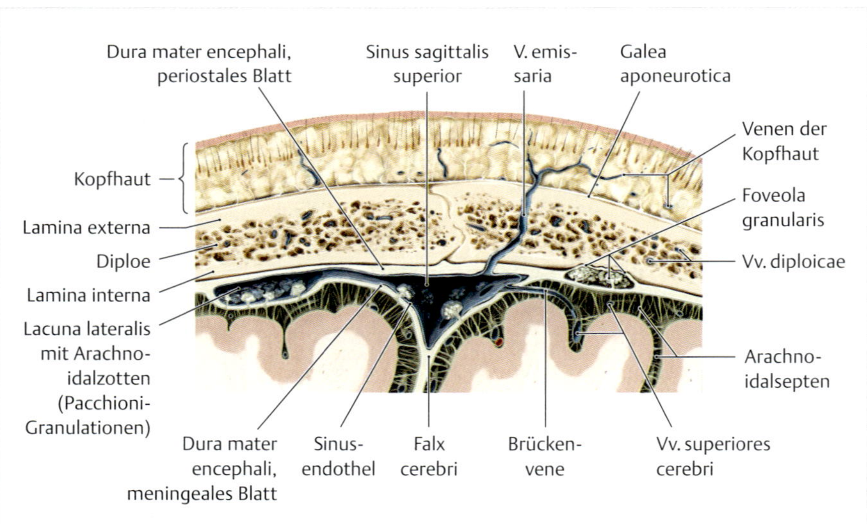

Abb. 2.7 Frontalschnitt, Ansicht von vorn. Dura mater encephali und inneres Schädelperiost stellen eine strukturelle Einheit dar. Sie bestehen aus geflechtartigem Bindegwebe. (Schünke M, Schulte E, Schumacher U. Prometheus. LernAtlas der Anatomie. Kopf, Hals und Neuroanatomie. Illustrationen von M. Voll und K. Wesker. 4. Aufl. Stuttgart: Thieme; 2014: 309)

unlogisch. Für jeden ist nachvollziehbar, dass beispielsweise hohe Anspannung der perikranialen Muskeln und Faszien und die dadurch gestörte Mikrozirkulation Auswirkung auf die Makrozirkulation haben kann. Doch auch ein primär ungestörter Muskel kann durch eine Stauung so in Mitleidenschaft gezogen werden, dass er dysfunktional wird und andere Dysfunktionen auslösen und unterhalten kann. Somit stehen Stauungskopfschmerz, Spannungskopfschmerz und zervikogener Kopfschmerz in enger wechselseitiger Beziehung zueinander.

Dadurch erklärt sich auch die Unmöglichkeit einer festen Vorgabe, wie sich ein Therapeut einem Kopfschmerzpatienten nähern sollte, welche Technik an welcher Struktur zuerst und in Folge anzuwenden ist. Es sind fundiertes Wissen und Erfahrung erforderlich, um Erfolg versprechend und sicher mit Patienten zu arbeiten. Erfahrung benötigt man nicht nur für die manuelle Behandlung, sondern auch für Gespräche, insbesondere im Hinblick auf notwendige Empfehlungen für den Patienten und dessen Compliance.

In unserem Fall wird Frau B. ausführlich erklärt, warum sie sich bei Bewegung besser fühlt und wie sie Bewegung gezielt einsetzen kann, um den Behandlungserfolg mitzugestalten. Bereits bei der ersten Konsultation führt die Patientin unter Anleitung, neben der Zwerchfellatmung, einfache Übungen durch, die primär und effektiv auf die Mobilisierung des Mediastinums, der BWS und der HWS abzielen. Während der zweiten Konsultation werden, neben der befundorientierten osteopathischen Behandlung, erneut ihre Fragen zu diesen Übungen beantwortet, Korrekturen vorgenommen und das Spektrum etwas erweitert. Nach 3-maliger Konsultation und Behandlung ist die Patientin nach eigenen Angaben zu 80 % schmerzfrei und nur noch temporär von Kopfschmerz betroffen. Sie stellt inzwischen einen direkten Zusammenhang zwischen ihrer körperlichen Ertüchtigung und ihrem Wohlbefinden fest. Des Weiteren wird mehrmals die Beziehung zu ihrem Mann thematisiert, die durch die laufende Gesprächstherapie ebenfalls deutlicher in die Wahrnehmung der Patientin gerückt ist. Hier ist ein Zusammenhang zwischen dem Auftreten oder Verstärken der Schmerzen und Unstimmigkeiten im täglichen Miteinander für Frau B. erkennbar. Insgesamt bieten die gewonnenen Erkenntnisse in Kombination mit dem bisherigen Behandlungsergebnis beste Voraussetzungen für eine bleibende Mitarbeit und Beschwerdefreiheit der Patientin.

In den Abbildungen (▸ Abb. 2.8a, ▸ Abb. 2.8b) sind die **Zusammenhänge** zwischen Kopfschmerzen und den möglichen mechanischen, nervalen und zirkulatorischen Einflüssen dargestellt.

Überblick Grundlagenwissen

- schmerzempfindliche Strukturen Schädel: Periost der Knochen, Gelenke, Dura und venöse Sinus, Blut- und Lymphgefäße, Haut und Schleimhaut, Muskeln und Faszien, Zähne
- schmerzvermittelnde Nerven Schädel: N. trigeminus (V), N. facialis (VII), N. glossopharyngeus (IX), N. vagus (X), Rr. meningei aus C 2 und C 3 sowie Nn. occipitales major et minor, N. auricularis magnus
- Liquorzirkulation und Drainage
- venöse Zirkulation und Drainage intrakraniell, extrakraniell, thorakal

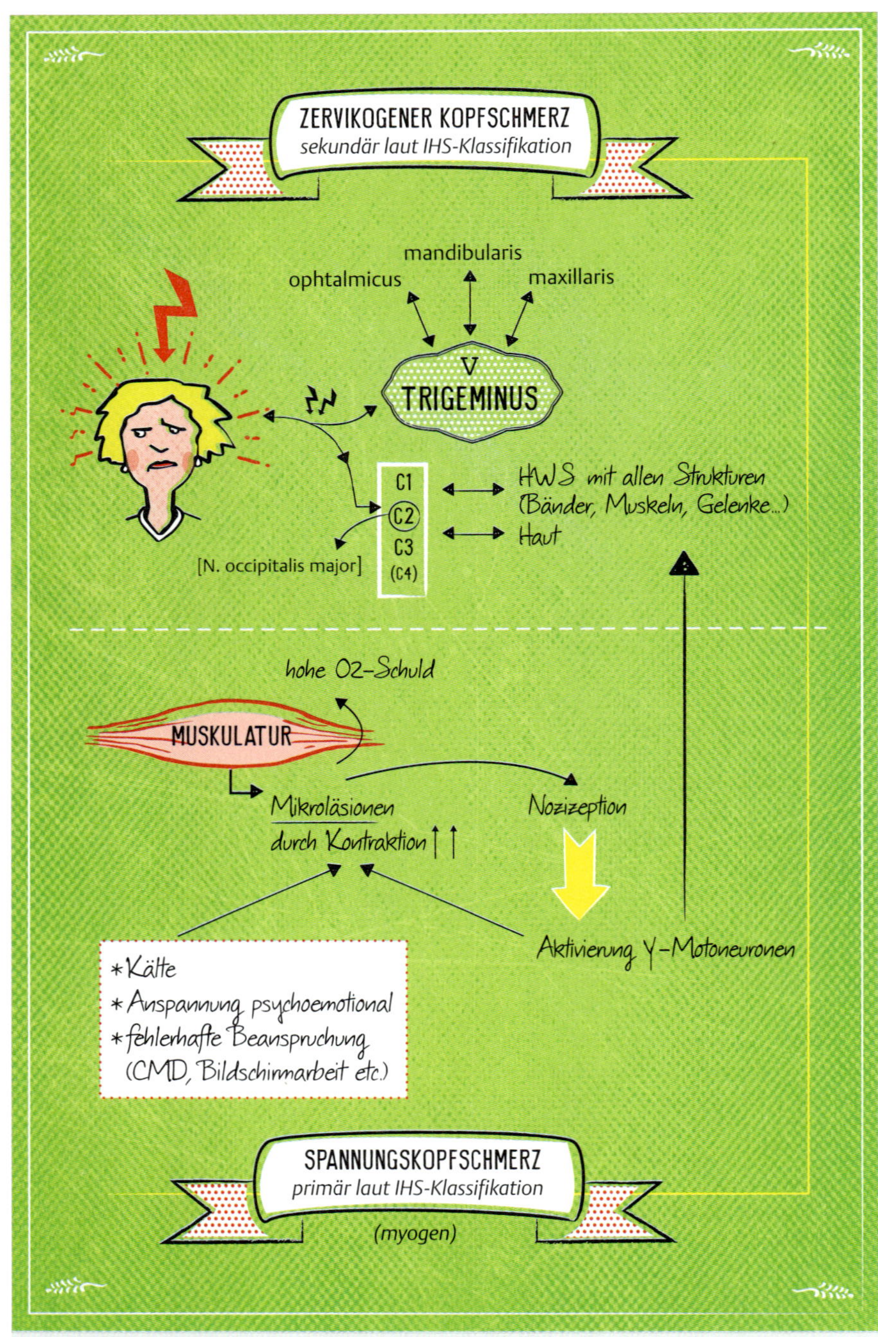

Abb. 2.8
a Zusammenfassung der Einflüsse für Kopfschmerz.

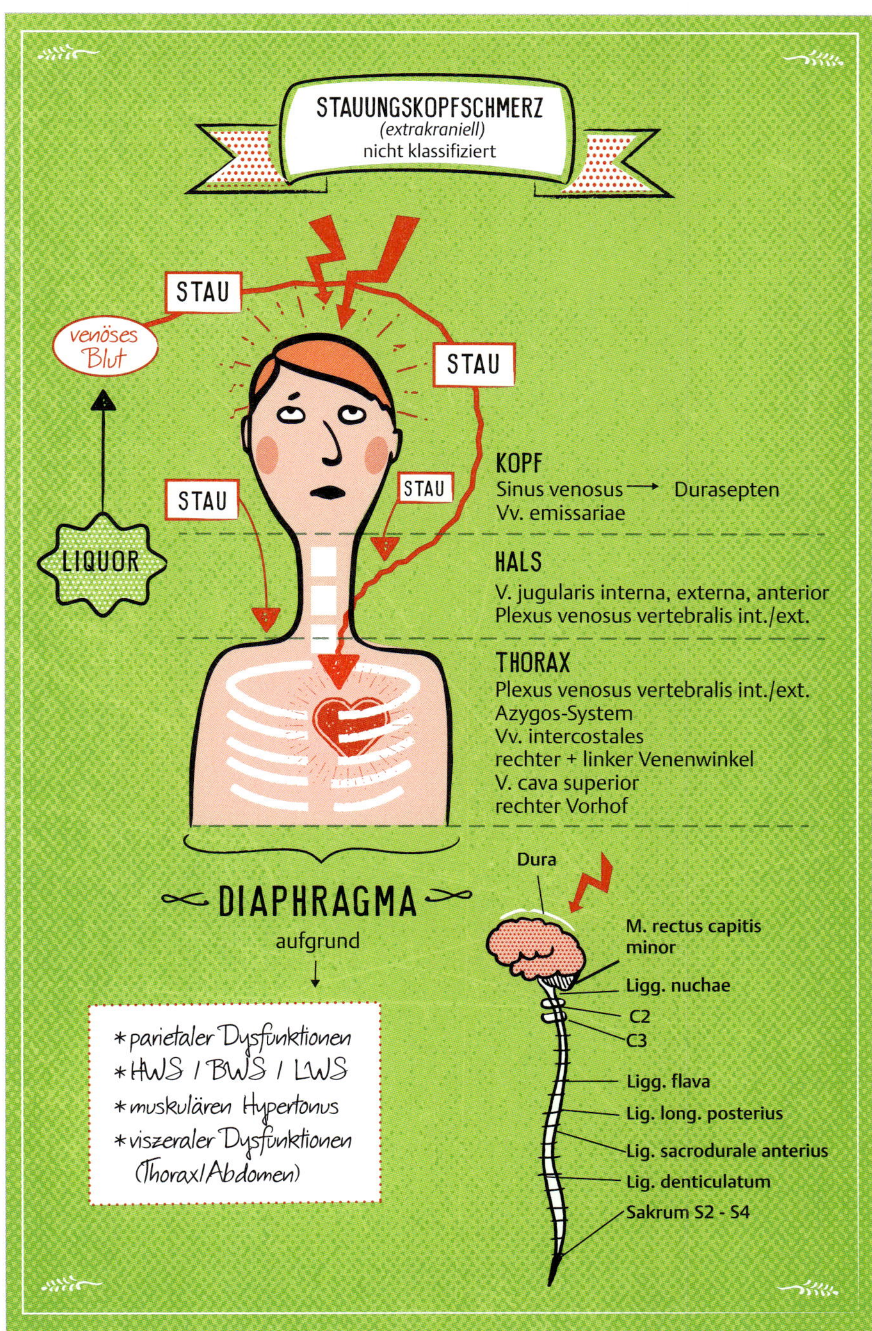

Abb. 2.8
b Zusammenfassung der Einflüsse für Kopfschmerz.

Literatur

[1] Bear MF, Connors BW, Paradiso MA. Neurowissenschaften. 3. Aufl. Berlin, Heidelberg: Springer; 2016

[2] Göbel H. Migräne. Berlin, Heidelberg: Springer; 2012

[3] Göbel H. Die Kopfschmerzen. 3. Aufl. Berlin, Heidelberg: Springer; 2012

[4] Hugger A, Göbel H, Schilgen M. Gesichts- und Kopfschmerzen aus interdisziplinärer Sicht. Heidelberg: Springer Medizin; 2006

[5] Meßlinger K, de Col R, Dux M et al. Extrakraniale Projektionen meningealer Afferenzen und ihre Bedeutung für menigeale Nozizeption und Kopfschmerz. zkm 4. Stuttgart: Haug; 2016

[6] Tilscher H, Wessely P, Eder M et al. Kopfschmerzen. Berlin, Heidelberg: Springer; 1988

Teil 3

Paukenerguss

3 Paukenerguss

Marion Dratwa

3.1 Einleitung

Die Hörminderung in Begleitung eines Paukenergusses ist ein häufiger Konsultationsgrund im Kindesalter. Bis zu 80 % der Kinder erleiden diesen einmal bis zum 8. Lebensjahr. Zusammen mit ihren Eltern werden sie in der osteopathischen Praxis vorstellig, um Alternativen zur Operation unter Narkose (Parazentese mit Einsetzen eines Paukenröhrchens) zu finden. Ebenso häufig suchen betroffene Erwachsene den Osteopathen nach mehrmaligem Einsetzen der Paukenröhrchen und immer wieder rezidivierenden Paukenergüssen auf.

Deutlich seltener kommen Eltern mit ihren Kindern oder Erwachsene direkt in die osteopathische Praxis mit dem Symptom der Hörminderung. Die differenzialdiagnostische Betrachtung ist wichtig, um einerseits akute Geschehen möglichst sicher zu erkennen und an einen Facharzt zu verweisen, andererseits ist sie auch für eine osteopathische Betrachtung und Behandlung wertvoll, um mögliche Faktoren auf verschiedenen Ebenen einzubeziehen und somit den Paukenerguss positiv beeinflussen zu können. In vielen Fällen gelingt es so, den operativen Eingriff zu umgehen.

3.2 Fakten

3.2.1 Definition

Bei einem Paukenerguss (chronischer Tubenmittelohrkatarrh) befindet sich nichteitrige Flüssigkeit im Mittelohr hinter einem intakten Trommelfell, das in der Regel keine Entzündungszeichen zeigt. Bei einer dünnflüssigen Konsistenz des Ergusses spricht man von einem Serotympanum, bei dickflüssiger Konsistenz von einem Mukotympanum.

3.2.2 Symptome

Im Gegensatz zur akuten Otitis media bestehen in der Regel keine Schmerzen und keine Rötung des Trommelfells. Sollte es sich jedoch um eine bakterielle oder in seltenen Fällen virale Mitbeteiligung handeln, ist eine medikamentöse Behandlung vorrangig oder muss begleitend einhergehen. Physiologisch tritt diese vermehrte Flüssigkeitsansammlung häufig nach einer Erkältung auf, durch eine verminderte oder sogar ausbleibende Drainage des Mittelohres. Ursache dafür ist meist eine Funktionsstörung der Eustachischen Röhre (Tuba auditiva) in ihrer Öffnungsfunktion. Eine anhaltende Tubenfunktionsstörung führt zu einem Unterdruck im Mittelohr. Dies bedingt eine zusätzliche Entstehung von Sekret (Transsudat/Exsudat), welches nicht mehr durch die Tuba auditiva in den Nasenrachen (Nasopharynx) abtransportiert werden kann. Ist dies anhaltend der Fall, kommt es zu einer Umwandlung der Paukenschleimhaut in ein mehrschichtiges sekretorisches, schleimbildendes Epithel unter Verlust von zilientragendem Epithel, was zu einer weiteren Behinderung des Schleimtransports führt.

Eine damit einhergehende verminderte Beweglichkeit des Trommelfells bedingt wiederum eine Schallleitungsschwerhörigkeit. Der Hörverlust im Bereich von mehreren Dezibel kann zu Kommunikationsstörungen und insbesondere bei Kindern zu Sprachentwicklungsstörungen führen.

3.2.3 Anatomie und Funktion

Das **Mittelohr** (Auris media) besteht aus mehreren mit Schleimhaut ausgekleideten, pneumatisierten Räumen im Os temporale. Dazu zählen: die Paukenhöhle (Cavitas tympani), das Antrum mastoideum, die

Cellulae mastoidea (Paukennebenhöhlen) und die Tuba auditiva (Eustachische Röhre).

Das **Mittelohr** entsteht aus dem Entoderm. Aus unterschiedlichen Arealen der ersten Schlundtasche entwickeln sich die Paukenhöhle (Cavum tympani), die Mastoidzellen (Cellulae mastoideae), die Tuba auditiva, das Epithel des Antrum mastoideum und die tympanale Seite des Trommelfells [1].

Die **Paukenhöhle** (Cavum tympani) ist ein hoher, schmaler und lufthaltiger Raum, der mit meist isoprismatischem Schleimhautepithel ausgekleidet ist, das im Bereich des Übergangs zur Tuba auditiva in ein respiratorisches Epithel wechselt. Die knöcherne Wand dieses Hohlraums weist verschiedene Öffnungen auf:

- lateral, durch das Trommelfell verschlossen
- medial, zum Innenohr:
  - ovale Fenster, durch den Steigbügel und eine Membran verschlossen
  - runde Fenster, durch eine Membran verschlossen
- posterior, Fortsetzung in das Antrum mastoideum
- anterior, Tuba auditiva [12]

Der wichtigste Inhalt der Paukenhöhle sind die mit flachem Schleimhautepithel überzogenen Gehörknöchelchen. Dabei wird unterschieden zwischen: Hammer (Malleus), Amboss (Incus) und Steigbügel (Stapes). Die Gehörknöchelchen bilden zusammen mit dem Trommelfell und dem äußeren Gehörgang den Schallleitungsapparat.

Die **Tuba auditiva** ist eine der Öffnungen der Paukenhöhle und verbindet diese mit der Nasopharynx. Sie ist etwa 35 mm lang und mit respiratorischem Epithel ausgekleidet. Ihr Verlauf ist von hinten, oben, außen nach vorne, unten, medial gerichtet. Im ersten Drittel ist die Wand der Tube knöchern und in den beiden pharyngealwärts gelegenen Dritteln knorpelig. Der knorpelige Anteil öffnet sich trichterförmig zum Nasopharynx und bildet dort die Tubenwulst (Torus tubarius). Die Öffnung zum Pharynx ist von lymphatischem Gewebe (Tubentonsille) umgeben und von einer Schleimhautfalte zugedeckt. Beim Schlucken oder Gähnen öffnet sie sich physiologisch durch einen Zug an der Rachenwand. Im Wesentlichen sind daran der M. tensor veli palatini und der M. levator veli palatini beteiligt [12] (▶ Abb. 3.1).

Die Öffnung zum Pharynx hin dient dem Luftdruckausgleich, d. h., der Druck im Mittelohr wird dem herrschenden Außendruck angeglichen. Diesen Druckausgleich ermöglichen der Schluckakt und das Gähnen, da sich die rachenseitige Öffnung der Tube, dass Ostium pharyngicum tubae auditivae, dabei öffnet. Durch Schließen oder Zuhalten von Mund und Nase und gleichzeitigem Ausatmungsversuch kann der Druck im Nasen-Rachen-Raum erhöht und ein passives Öffnen der Eustachischen Röhre erreicht werden. Viele Menschen machen sich dies bei einem plötzlichen Anstieg des äußeren Luftdruckes zunutze (z. B. bei Sinkflug, Talfahrten, Tunnelpassagen in nicht luftdichten Kabinen). Ähnliches gilt auch für einen Unterdruck: Eine rasche Drucksenkung der Außenluft, z. B. in einem Flugzeug, das sich im Steigflug befindet, kann bei nicht ausreichender Belüftung des Mittelohrs zu einer Wölbung des Trommelfells nach außen führen, die meist schmerzhaft wahrgenommen wird. Durch Verschließen von Mund und Nase und ein vorsichtiges „Ziehen“ gegen diesen Widerstand kann ein Druckausgleich hergestellt werden, was als angenehme Entspannung des Trommelfells erlebt wird. Typisch ist dabei ein „Klacken“ im Ohr. Dieser Vorgang ist kleineren Kindern oft kaum möglich, da sie noch nicht über die notwendige Koordination verfügen.

Eine andere Funktion der Tuba auditiva besteht im Ableiten von Sekreten aus dem Ohr. Bei Erkrankungen der oberen Atemwege kann die Eustachische Röhre durch ein Anschwellen der Schleimhäute verengt werden. Insbesondere bei Kindern kann sie auch als Transportkanal für eine aufstei-

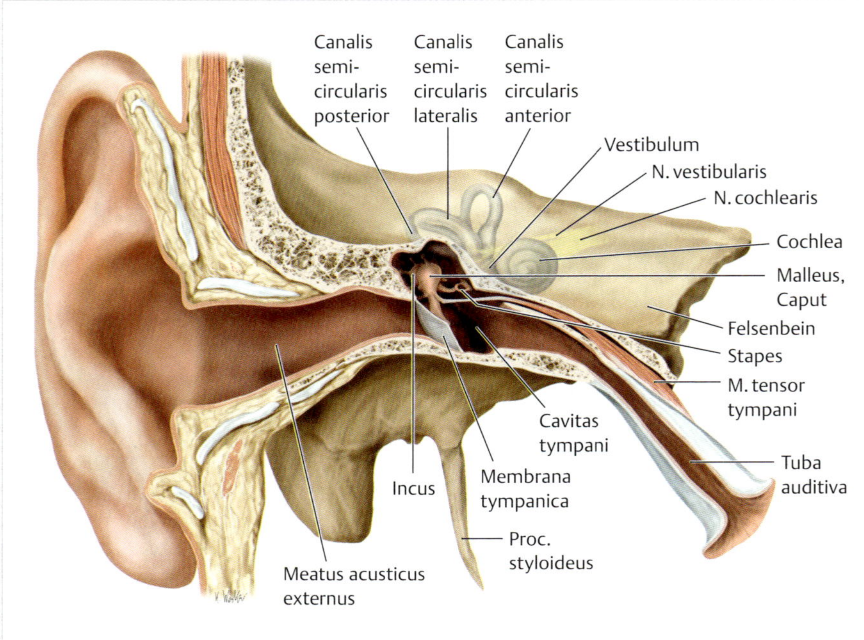

Abb. 3.1 Übersicht des äußeren Ohrs. (Schünke M, Schulte E, Schumacher U. Prometheus. LernAtlas der Anatomie. Kopf, Hals und Neuroanatomie. Illustrationen von M. Voll und K. Wesker. 4. Aufl. Stuttgart: Thieme; 2014: 142)

gende bakterielle, selten eine viral bedingte Infektion dienen und damit eine Otitis media auslösen. Bleibt die Tuba auditiva nicht wie üblich geschlossen, sondern steht offen, kommt es zur Autophonie (dem lauten Hören der eigenen Stimme) und schlimmstenfalls zu einer klaffenden Tube. Hierbei bleibt diese einseitig oder beidseitig offen. Dies kann dauerhaft oder nur temporär der Fall sein.

3.3 Osteopathisch-differenzialdiagnostische Betrachtung

Nachfolgend sind verschiedene Zusammenhänge des Mittelohrs, der Paukenhöhle und der Tuba auditiva aufgeführt. Zum besseren Verständnis habe ich versucht, eine gewisse Einteilung für die verschiedenen Einflüsse vorzunehmen. Nicht immer jedoch gelingt eine Trennung so genau, wie es die Überschrift der folgenden Kapitel vorgibt. Eine losgelöste Betrachtung der anatomischen Struktur von der physiologischen Wirkweise ist nicht möglich und ergibt wenig Sinn.

3.3.1 Mechanische Einflüsse

An erster Stelle stehen die mechanischen Einflüsse, die auf die Paukenhöhle, vor allem auf die Tuba auditiva, wirken und so deren normale physiologische Funktionsweise beeinträchtigen können. Eine anatomische und physiologische Vorstellung dieser Mechanismen eröffnet die Möglichkeit, eine Idee für einen osteopathischen Behandlungsansatz zu entwickeln.

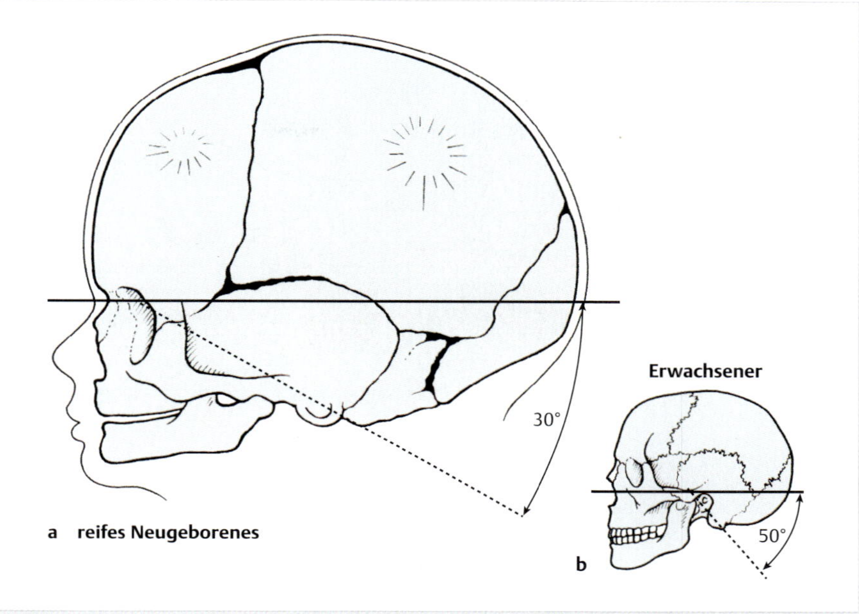

Abb. 3.2 Veränderung des Schädelbasiswinkels. (nach Stiefel A, Geist Ch, Harder U. Hebammenkunde. 5. Aufl. Stuttgart: Hippokrates; 2013)

Knochen

Knöcherne Einflüsse ergeben sich aus der Lage des Mittelohrs im Os temporale. Hier findet sich eine mögliche Antwort auf die Frage, warum gerade Kinder bis zum 8. Lebensjahr so häufig von einem Paukenerguss betroffen sind.

Der kindliche Schädel weist im Gegensatz zum Schädel eines Erwachsenen eine deutliche Lage bzw. Achsenveränderung der Tuba auditiva auf. Die eher horizontal ausgerichtete Achse der Tube bei einem Neugeborenen ändert sich durch das kontinuierliche Wachstum des gesamten Kraniums in den folgenden Jahren. Das expansive Wachstum der Basis cranii, die horizontale Verbreiterung im Bereich der Pars petrosa ossis temporalis und die Vertikalisierung des Gesichtes in inferiore Richtung tragen maßgeblich dazu bei. Ebenso ist die Vergrößerung des pharyngealen Raumes maßgeblich durch das Wachstum der Mandibula nach anterior und inferior für eine Achsenveränderung verantwortlich. Somit ändert sich die Achse der Tuba auditiva von horizontal nach anterior und inferior und kann ihrer Drainagefunktion viel besser nachkommen [7]. Das Sekret fließt nun nicht nur mithilfe des Flimmerepithels, sondern auch mit der Hilfe der Schwerkraft in den Rachenraum ab (▸ Abb. 3.2).

Im Säuglings- und Kleinkindalter ermöglicht diese horizontale Achse jedoch ein Aufsteigen von Sekret und Bakterien aus dem Nasen-Rachen-Raum. Auch ein Reflux von Verdauungssekret und darin befindliche Erreger können so in das Mittelohr gelangen. Die dann stattfindende immunologische Reaktion des Schleimhautepithels kann bei bestehender Funktionsstörung der Tube eine verzögerte Drainage bedingen. In der Konsequenz bedeutet das: Ein in der Anamnese erwähntes immer wiederkehrendes Aufstoßen oder Erbrechen sowie eine ständig „verstopfte Nase“ sind

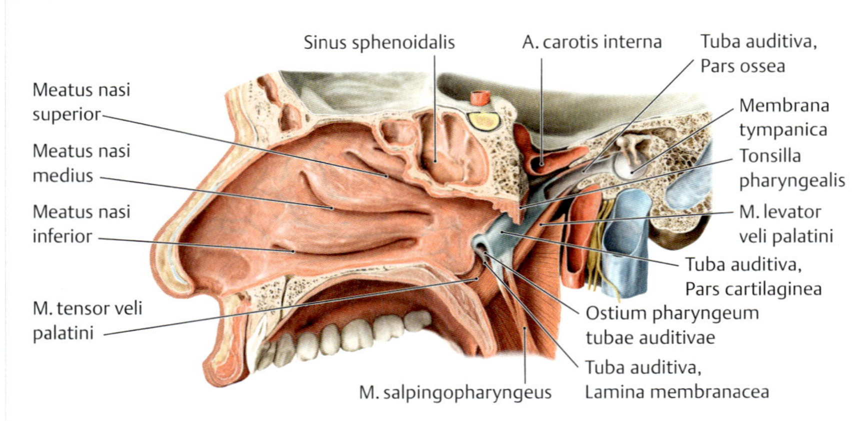

Abb. 3.3 Ohrtrompete mit muskulären Bezügen. (Schünke M, Schulte E, Schumacher U. Prometheus. LernAtlas der Anatomie. Kopf, Hals und Neuroanatomie. Illustrationen von M. Voll und K. Wesker. 4. Aufl. Stuttgart: Thieme; 2014: 147)

hinweisgebend in Bezug auf eine mögliche Ursache des Paukenergusses.

Neben den wachstumsbedingten Lage- und Achsenveränderungen können auch mögliche Dysfunktionen der Sutura sphenobasilaris (SSB) mit ihren unterschiedlichen Auswirkungen auf eine Außen- oder Innenrotationsstellung und anterior sowie posterior Rotation das Os temporale eine Funktionsstörung der Tuba auditiva bedingen. Ebenso sind die intraossäre Malleabilität und die Variabilität des Knochens sowie seine Nähe zum Kiefergelenk in die Überlegungen miteinzubeziehen.

Merke

Die Kenntnis über Anatomie und das Zusammenspiel der beteiligten Knochen sind Voraussetzung für einen korrekten Befund und eine schlüssige Behandlung.

Muskeln

Mehrere Muskeln sind wesentlich an der Steuerung der Tuba auditiva beteiligt (► Abb. 3.3).

Der **M. tensor veli palatini** wird in der Literatur als wichtigster Muskel bezeichnet, da er der Hauptöffner der Tube ist. Er nimmt seinen Ursprung zum einen vom Processus pterygoideus des Os sphenoidale (Pars superficialis) und zum anderen von der lateralen Wand des Tubenknorpels (Pars profunda). Die Ansatzsehne an der Aponeurosis palatina (Gaumenaponeurose) wird vom Hamulus pterygoideus umgelenkt (Hypomochlion), ein weiteres Hypomochlion wird durch den Ostmann-Fettkörper gebildet. Innerviert wird der M. tensor veli palatini vom N. musculi tensoris veli palatini aus dem N. mandibularis (dritter Ast des N. trigeminus).

Der **M. levator veli palatini** entspringt an der Facies inferior partis petrosa des Os temporale, zentral vom Canalis caroticus und am unteren Rand der Pars cartilaginea der Tuba auditiva und inseriert von beiden Seiten im Velum palatini. Er wird durch den Plexus pharyngeus innerviert, einem

Nervengeflecht aus Fasern des N. vagus und N. glossopharyngeus. Er unterstützt die Tubenöffnung.

Der **M. pterygoideus medialis** entspringt in der Fossa pterygoidea des Os sphenoidale und setzt an der Tuberositas pterygoidea der Mandibula an. Er bildet ein weiteres Hypomochlion des M. tensor veli palatini. Seine Kontraktion führt zu einem erhöhten Tubenöffnungsdruck. Innerviert wird der M. pterygoideus mediales durch den N. pterygoideus medialis, einem Ast des N. mandibularis.

Funktionelle Störungen wie seitendifferente Dysbalancen, ebenso übermäßige oder zu geringe muskuläre Tension können erheblichen Einfluss auf die Tubenöffnungsfunktion haben. Diese Störungen können ihre Ursache im Muskel selbst haben (z. B. Narben) oder mit deren Ansatz und Ursprung am Knochen im Zusammenhang stehen (► Abb. 3.4).

Im Speziellen erwähnt sei an dieser Stelle noch der **Hamulus pterygoideus**. Er ist ein hakenförmiger Ausläufer der Lamina medialis des Os sphenoidales und Umlenkrolle des M. tensor veli palatini. Hier besteht nun die direkte Verknüpfung des knöchernen Systems mit dem muskulären System, genauer sogar zweier Schädelknochen über einen Muskel. Wird diese mechanische Umlenkrolle nun durch eine knöcherne Dysfunktion oder Lageveränderung in eine andere Position gezwungen, ist folglich die Wirkweise des Muskels verändert und somit die Öffnungsfunktion der Tuba auditiva beeinflusst.

Beachte

Ursache für muskuläre Dysbalancen können auch funktionelle Störungen der motorischen Nerven aufgrund mechanischer oder reflektorischer Beeinflussung sein (Kap. 3.3.3).

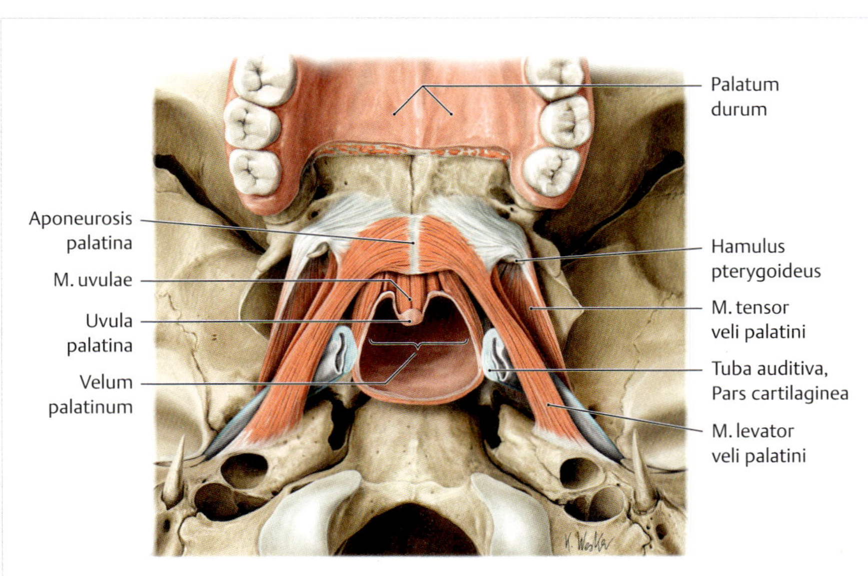

Abb. 3.4 Kaudale Ansicht der Muskulatur des weichen Gaumens. (Schünke M, Schulte E, Schumacher U. Prometheus. LernAtlas der Anatomie. Kopf, Hals und Neuroanatomie. Illustrationen von M. Voll und K. Wesker. 4. Aufl. Stuttgart: Thieme; 2014: 187)

Weichteile

Der **Ostmann-Fettkörper** ist ein „Weichteil“, das im Zusammenhang mit der Tuba auditiva betrachtet werden sollte. Er liegt inferolateral der Schleimhaut der Tube auf und besteht aus Fettgewebe und kollagenen Fasern. Er bildet das Hypmochlion des M. tensor veli palatini und ist somit an der Öffnung der Tube beteiligt. Kommt es nun zu einer starken Abnahme des Körpergewichts, bei hormonellen Veränderungen oder durch andere Umstände, führt dies zu einer Veränderung des Fett- und Bindegewebes und damit zur Änderung der Konsistenz des Ostmann-Fettkörpers. Die Folge kann eine nicht ganz geschlossene Tube sein, was das Aufsteigen von Sekreten und Bakterien ermöglicht. Somit kann eine osteopathische Behandlung unter Umständen auch in diesem Bereich ansetzen, in dem diese in den Stoffwechsel und seine Wechselwirkungen eingreift.

Eine andere Struktur mit weitaus wichtigerem und häufigerem Einfluss auf die Abflussstörung und die Entstehung eines Paukenergusses sind die **Rachenmandeln** (Tonsilla pharyngealis). Wie in Kap. 3.2.3 beschrieben, ist auch der Ausgang der Tube dem Gewebe der Tonsillen gleichzusetzen. Die immunologische Reaktion in den Lymphfollikeln dieses Gewebes führt bei den typischen Infektionen vor allem im Kindesalter nahezu immer zu einem Anschwellen. Dies kann die Drainage der Tube komplett verhindern. Ein Ansatz in der osteopathischen Behandlung kann auf Stabilisierung und bessere Funktionsweise des Immunsystems und vor allem des lymphatischen Rachenrings abzielen, insbesondere unter Einbeziehung der zirkulatorischen Aspekte.

Zwei Drittel des **Knorpelgewebes** der gesamten Tuba auditiva (Pars cartilaginea) ist nach dem aktiven Öffnen durch die Muskulatur aufgrund ihrer Elastizität und der damit verbundenen Grundspannung in der Lage, die Tube zu verschließen. Elastischer Knorpel wird nicht von Blutgefäßen durchzogen. Die Blutgefäße reichen bis zum Perichondrium vor und versorgen von dort aus die Chondrozyten, durch Diffusion die Knorpelmatrix, was einer mehreren Millimeter dicken Schicht entsprechen kann. Dies ist aber nur bei einer guten arteriellen Versorgung und venösen Entsorgung des Perichondriums möglich. Ebenso ist eine gewisse Reife des Knorpelgewebes notwendig, die ab dem 6. Lebensjahr deutlich fortgeschrittener ist als davor. Der Reifegrad ist wiederum von der Konzentration des Elastins abhängig. Bei einer zu hohen Konzentration von Elastin im knorpeligen Anteil kann sich bei einem normalen Tonus des M. tensor veli palatini die Tuba auditiva nicht öffnen, da das Knorpelgewebe keinen Widerstand leisten kann. Dadurch wird die Tube nur in die Länge gezogen und nicht geöffnet. Es kommt zu einer mangelnden Belüftung des Mittelohrs und Sekret kann nicht abfließen. Dieser unreife Knorpel ist bei Kindern unter 6 Jahren viel häufiger zu finden als bei älteren Kindern und erklärt das altersabhängige Auftreten des Paukenergusses erneut.

Obwohl das **membranöse System des Schädels** im eigentlichen Sinne kein Weichteil ist, muss dieses in die osteopathische Anamnese und Behandlung einbezogen werden: Das Os temporale bietet an seiner Innenfläche den Ansatz für das Tentorium cerebelli, das eine Duplikatur der Dura mater ist. Somit ist das Os temporale auch Einflüssen aus dem System der reziproken Spannungsmembranen bis hin zum Sakrum ausgesetzt und passt sich deren Zugmechanismen an. Es kann also ossär und intraossär in Dysfunktion geraten, was wiederum Einfluss auf die Funktionsweise der Paukenhöhle und Drainagefunktion der Tuba auditiva hat. Bei der osteopathischen Anamnese und Behandlung ist z. B. an die duralen Fixierungen an einzelne Wirbel und deren mögliche Dysfunktion bzw. Blockaden durch einen mechanischen, aber auch visceral-reflektorischen Einfluss zu denken. Bis hin zu der Möglichkeit einer Dysfunktion des Sakrums, die im Kindesalter durch vermehrte Stürze durchaus häufig ist.

Beispiel: Fehlstellung C 2

C 2 weist neben mehreren ligamentären und muskulären Verbindungen zum Schädel eine durale Anheftung an seiner ventralen Seite auf. Kommt es unter der Geburt zu vermehrten und dysharmonischen Krafteinwirkungen, z. B. durch Zug bei einer Nabelschnurumschlingung, kann der zweite Halswirbel in Dysfunktion geraten und dadurch einen anormalen Zug auf die Dura mater spinales verursachen. Bleibt der Wirbel in seiner Dysfunktion fixiert, bleibt auch der Zug auf die Dura bestehen und kann sich auf das Tentorium cerebelli und damit auf das Os temporale fortsetzen und dort für weitere Dysfunktionen sorgen. Somit ist strukturell, wenn auch vereinfacht, der Einfluss von C 2 auf die Paukenhöhle und die Tuba auditiva dargestellt.

3.3.2 Lymphatische und zirkulatorische Einflüsse

Der lymphatische Rachenring gehört im Kindesalter zu einem der wichtigen immunbildenden Regionen des Körpers. Durch häufige rezidivierende Infekte im Rachenraum kann es zur Hyperplasie des lymphatischen Gewebes kommen. Häufig entzündet sich der lymphatische Rachenring bei ungenügendem Mundschluss (Statikveränderung des kindlichen Körpers), bei ständiger Reizung durch Umwelteinflüsse (z. B. trockene Heizungsluft) oder durch eine pH-Wert-Verschiebung im Sinne einer Übersäuerung bei einem bestehenden Reflux.

Eine Vergrößerung der Rachenmandeln führt im Nasen-Rachen-Raum zu einer teilweisen bis fast vollständigen Verlegung der Atemwege. Die Nasenatmung ist erschwert, daher kann Schnarchen ein Symptom sein; auch chronische Müdigkeit ist ein Indiz für eine mögliche schlechte Atmung im physiologischen Sinne. Diese Symptome sind in der Anamnese zu erfassen und können hinweisgebend für die Ursache der Belüftungsstörung des Mittelohrs sein. Ziel einer osteopathischen Behandlung wäre, das Immunsystem lokal und generell zu optimieren und dadurch die Funktionsweise der Tube indirekt zu verbessern.

Wie in Kap. 3.2.3 beschrieben, ist die Öffnung der Tuba auditiva (Ostium pharyngeum tubae auditivae) zum Pharynx hin von der Tubentonsille (Tuba auditiva) umgeben. Die Tonsilla tubaria besteht aus lymphatischem Gewebe mit zahlreichen Lymphfollikeln und liegt paarig vor. Die Oberfläche ist mit respiratorischem Flimmerepithel überzogen. Kommt es nun zu Kontakt mit Mikroorganismen, erkennen die Zellen des Immunsystems diese Fremdkörper anhand ihrer charakteristischen Proteinmuster, der Antigene. Die darauffolgende lokale Entzündungsreaktion ist ein komplexer Prozess, an dessen Regulation unter anderem immunkompetente Zellen, Antikörper und Entzündungsmediatoren beteiligt sind. Zu den klassischen Zeichen einer Entzündung gehören Rötung, Schmerz, Überwärmung und Funktionseinschränkung. Besonders interessant in diesem Zusammenhang ist die Schwellung des Gewebes. Im Bereich der Tubentonsille kann diese Schwellung nun zu einer Einengung bis hin zum Verschluss des Tubenausganges führen.

Die Lymphabflussbahnen des Mittelohrs kommunizieren mit denen des äußeren Ohres und des Trommelfells und münden in die Lymphknoten vor dem äußeren Gehörgang unter der Ohrmuschel und in der Glandula parotis, ebenso in die submandibulären sowie oberflächlichen und tiefen Halslymphknoten [2]. Kommt es in diesen Bereichen durch Ursachen im Hals- oder Schultergürtelbereich zu lymphatischen Abflussstörungen, ist ein Rückstau in die Gegend des Mittelohrs durchaus denkbar. Das Resultat wäre eine Schwellung der Schleimhaut, die die Drainage der Paukenschleimhaut erschwert.

Die arterielle Versorgung der Paukenhöhle und Tuba auditiva kommt aus der A. maxillaris:

- A. stylomastoidea aus der A. auricularis posterior
- A. tympanica superior aus der A. meningea media
- Rr. caroticotympanici aus der A. carotis interna
- A. tympanica inferior aus der A. pharyngea ascendens
- A. tympanica anterior

Die Aa. tympanicae bilden untereinander viele Verbindungen.

Die A. maxillaris ist ein Endast der A. carotis externa. Im Verlauf streift sie den M. pterygoideus lateralis und tritt danach in die Fossa pterygopalatina ein. An dieser Stelle steht sie in enger Verbindung mit dem Ganglion pterygopalatinum (parasympathisches Ganglion). Der venöse Abfluss der Tuba auditiva und der Paukenhöhle erfolgt zum Plexus pharyngeus, zur V. meningea media und in den Sinus durae matris. Die V. meningea media tritt durch das Foramen spinosum (kleine Öffnung der Ala major ossis sphenoidalis) und kann hier im Lumen beeinflusst werden und so einen möglichen venösen Rückstau in die Region des Mittelohres verursachen. Im weiteren Verlauf drainiert die V. meningea media mit mehreren Zuflüssen in die V. jugularis interna und letztlich über die V. brachiocephalica in die V. cava superior. Auch hier kann es aufgrund äußerer Einflüsse (Zug oder Druck) zu Stauungsphänomen kommen, der Rückstau in den peritubalen Venenplexus kann damit den passiven Verschluss der Tube zur Folge haben.

3.3.3 Neurologische Einflüsse

Bei der neurologischen Betrachtung kommen verschiedene Einflüsse in Bezug auf die Paukenhöhle und Tuba auditiva zum Tragen. Einerseits die möglichen direkten Irritationen von versorgenden Nerven der Muskulatur und Schleimhaut, die direkt oder indirekt Einfluss auf die Tubenfunktion nimmt. Andererseits die möglichen Verschiebungen im Gleichgewicht zwischen sympathischen und parasympathischen Wirkungsmechanismen an der Schleimhaut und den Gefäßen im Gebiet des Mittelohrs.

Einflüsse des vegetativen Nervensystems im Bereich der Schleimhaut, die die Paukenhöhle und die Tuba auditiva auskleidet, können sich folgendermaßen gestalten: Das respiratorische Epithel der Paukenhöhle reagiert auf eine parasympathisch erhöhte Ansteuerung mit einer Anschwellung der Schleimhaut, ebenso mit einer vermehrten Sekretion. Überwiegt nun die sympathische Reaktionslage, hat dies eine Weitstellung der Gefäße in der kapillaren Endstrecke zur Folge, wodurch sich die Mikrozirkulation in diesem Bereich erhöht. Diese Erhöhung hat eine Gewebshyperplasie zur Folge, die das Lumen der Tuba auditiva einschränken kann.

Der M. tensor veli palatini, als Hauptöffner der Tube, wird vom N. musculi tensoris veli palatini aus dem N. mandibularis (dritter Ast des N. trigeminus) innerviert. Dieser entspringt im Ganglion trigeminale (Ganglion Gasseri). Da dieses Ganglion in einer Vorwölbung der Dura mater liegt, kann es durch Spannungsveränderung im reziproken Membranensystem direkt beeinflusst werden. Im Verlauf der Nerven ist eine weitere direkte Irritation beim Durchtritt durch das Foramen ovale möglich. Der N. glossopharyngeus, der parasympathisch Einfluss auf die Schleimhaut der Paukenhöhle und Tuba auditiva hat, bietet ebenso eine direkte Irritationsmöglichkeit in seinem Verlauf durch das Foramen jugulare, gelegen in der Sutura occipitomandubularis.

Die Schleimhaut der Paukenhöhle wird sensibel vom Plexus tympanicus versorgt. Der Plexus tympanicus erhält präganglionäre, parasympathische Fasern aus dem N. tympanicus des N. glossopharyngeus (IX) und sympathische Fasern der N. caroticotympanici aus dem Plexus caroticus internus. Im Speziellen sind es die Rr. tympanici aus diesem Plexus, die direkt zur Schleimhaut der Paukenhöhle ziehen. Weitere Nerven aus diesem Plexus ziehen zum Ganglion oticum. Durch das Ganglion oticum ziehen motorische, sympathische und parasympathische Fasern. Die sympathischen Fasern des Ganglion oticum stammen aus dem Ganglion cervicale superius, das in Höhe C2/C3 der HWS liegt. Somit können mögliche muskuläre, fasziale und parietale Dysfunktionen aus dieser Region die Wirkweise des Ganglion cervicale superius irritieren. Dadurch könnte das Gleichgewicht zwischen sympathischer und parasympathischer Ansteuerung auch mit Folgen im Bereich der Paukenhöhle und Tuba auditiva gestört werden.

Die sympathischen Fasern, die durch das Ganglion cervicale inferius zum Ganglion cervicale superius ziehen, haben ihren Ursprung im Grenzstrang der Brustwirbelsäule. Ein Zusammenhang zwischen Brustwirbelsäule und Mittelohr ist daher ebenfalls herstellbar. Um eine ausgewogene vegetative Funktionsweise der Schleimhaut der Paukenhöhle zu erreichen, ist es daher unerlässlich, die HWS und BWS in Befundung und Behandlung miteinzubeziehen.

3.4 Zusammenfassung

Die Auflistung der anatomischen und physiologischen Zusammenhänge hat gezeigt, dass eine Betrachtung der **Ursachen** (► Abb. 3.5) des Paukenergusses nicht nur intrakraniell zu suchen sind, sondern auch die Strukturen der HWS, des CTÜ und der BWS sowie der gesamten Statik in die osteopathische Anamnese und Behandlung mit einzubeziehen sind.

Literatur

[1] Ohr, Stand 18.08.2017. Lernmodul viamedici. Stuttgart: Georg Thieme; 2017

[2] Berghaus A. Duale Reihe: Hals-Nasen-Ohren-Heilkunde. Stuttgart: Hippokrates; 1996

[3] Broesike G. Lehrbuch der normalen Anatomie des menschlichen Körpers. 10. Aufl. Berlin: Fischers Medizin Buchhandlung Kornfeld; 1920

[4] Carreiro J. Osteopathie bei Kindern und Jugendlichen. 2. Aufl. München: Elsevier; 2014

[5] Frymann VM. Die gesammelten Schriften von Viola M. Frymann, DO. Das osteopathische Erbe für Kinder. Jolandos 2015

[6] Leutert G. Allgemeine Anatomie. In: Bertolini R, Hrsg. Systematische Anatomie des Menschen. 5. Aufl. Berlin/Wiesbaden: Ullstein Mosby; 1995

[7] Möckel E, Mitha N. Handbuch der pädiatrischen Osteopathie. 2. Aufl. München: Elsevier; 2009

[8] Rother P. Sinnesorgane. In: Bertolini R, Hrsg. Systematische Anatomie des Menschen. 5. Aufl. Berlin/Wiesbaden: Ullstein Mosby; 1995

[9] Scheuner G. Aufgaben, Einteilung und Bau des Nervensystems. In: Bertolini R, Hrsg. Systematische Anatomie des Menschen. 5. Aufl. Berlin/Wiesbaden: Ullstein Mosby;1995

[10] Scheuner G. Peripheres Nervensystem. In: Bertolini R, Hrsg. Systematische Anatomie des Menschen. 5. Aufl. Berlin/Wiesbaden: Ullstein Mosby; 1995

[11] Scheuner G. Rückenmark. In: Bertolini R, Hrsg. Systematische Anatomie des Menschen. 5. Aufl. Berlin/Wiesbaden: Ullstein Mosby; 1995

[12] Trepel M. Neuroanatomie, Struktur und Funktion. München, Wien, Baltimore: Urban & Schwarzenberg; 1995

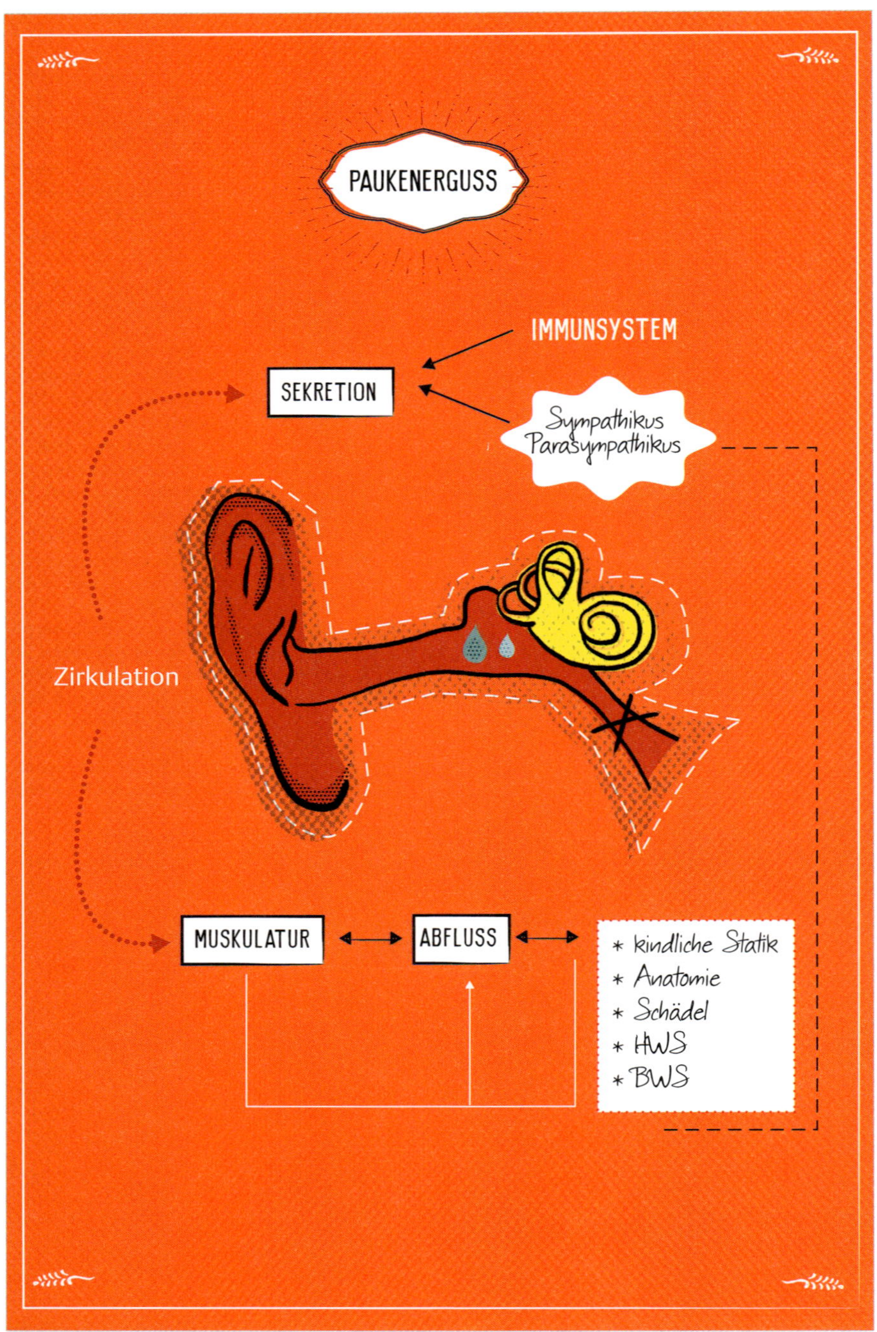

Abb. 3.5 Zusammenfassung der Einflüsse für den Paukenerguss.

Teil 4

Lumbalsyndrom

4 Lumbalsyndrom

4.1 Einleitung

Einer der häufigsten Konsultationsgründe in der osteopathischen Praxis ist das akute oder chronische Lumbalsyndrom. Bevor sie einen Osteopathen aufsuchen, waren die meisten Patienten mit den Leitsymptomen **Lumbalgie oder Lumboischialgie** bereits beim Hausarzt oder Orthopäden und weisen in der Folge eine der vielen möglichen Diagnosen anhand von Befund und Bildgebung auf. Die einzelne Diagnose selbst umschreibt jedoch oftmals ein multifaktoriell begründetes Geschehen und Bild, bei dem die Symptome und Befunde des Patienten die Folge von gleichzeitig auftretenden, miteinander vergesellschafteten Schädigungen und Begleiterscheinungen sind. Es dürfte einleuchten, dass die sicher obligate Systematisierung des vielschichtigen Begriffes Rückenschmerz mithilfe klarer Begrifflichkeiten erschwert ist.

Im Hinblick auf einen richtigen und zielführenden therapeutischen Ansatz sind neben der Betrachtung der knöchernen (vertebragen) und ligamentären Aspekte der Pathogenese und Pathologie auch die der muskulär-faszialen, neurophysiologisch-reflektorischen, zirkulatorisch und viszeral bedingten Aspekte unausweichlich. Damit ist es möglich, speziell die zirkulatorischen Aspekte betreffend, von der üblichen Betrachtung etwas abzuweichen.

Ob ein Rückenschmerz akut, spontan oder infolge eines Traumas auftritt oder bereits bekannt und chronisch ist – beim Rückenschmerz handelt es sich insbesondere dann um eine schulmedizinische Indikation, wenn mit diesem eine radikuläre oder zentrale neurologische Symptomatik einhergeht oder sich zunehmend entwickelt, wenn er als positionsunabhängiger Dauerschmerz begleitet von einschlägigen Allgemeinsymptomen (B-Symptomatik) auftritt und das Wohlbefinden des Patienten erheblich eingeschränkt ist. Für die osteopathische Praxis ist es zwingend, die primär schulmedizinisch behandlungsbedürftigen Fälle zu erkennen und dem Arzt zuzuführen. Bildgebende und andere Verfahren kommen zur Anwendung, um der pathogenetisch relevanten Einzelursache (entsprechende organische Läsion) für den Schmerz und den neurologischen Ausfällen auf die Spur zu kommen. So ergeben sich die notwendigen oder möglichen therapeutischen Konsequenzen in Form von konservativen Maßnahmen, Medikamenten oder Operationen.

An erster Stelle stehen hier akute und schwerwiegende Pathologien wie z. B. Frakturen und Raumforderungen (Tumoren, Metastasen, Spinalkanalstenosen, Bandscheibenprotrusionen oder -vorfälle), infektiöse Entzündungen (z. B. Spondylodiscitis, Herpes zoster, Borreliose, Infektionen intraabdominaler Organe oder der retroperitoneal liegenden Nieren). Ebenso kommen rheumatische oder metabolische Ursachen in Betracht (Spondylitis ankylosans, diabetische Polyradikulopathie). Eine akute Lumbago kann ebenfalls primär einer schulmedizinischen Behandlung bedürfen. Weitere mögliche Diagnosen aufgrund der Bildgebung sind z. B. Spondylarthrose, Spondylose, Osteochondrose, Spondylolisthesis, wobei diese eher unter chronisch und degenerativ einzuordnen sind.

Kontraindikationen

- Traumafolge (Bildgebung!)
- Dauerschmerz, positionsunabhängig
- neurologische Defizite (anamnestisch, Steh- und Gehversuche, Reflexstatus, Sensibilitäts- und Kraftprüfung!)
- B-Symptomatik (Fieber, Gewichtsverlust, Abgeschlagenheit, Nachtschweiß)
- akute infektiös-entzündliche Prozesse lokal oder in den Organen
- ausgeprägte (psychovegetative, vegetative) Begleitsymptomatik

Sind maligne, infektiöse, akut entzündliche, akut raumfordernde Prozesse, traumatisch bedingte Instabilitäten sowie weitere OP-Indikationen ausgeschlossen, ist eine osteopathische oder begleitend osteopathische Behandlung ratsam und im Sinne des Patienten. Voraussetzung sind ein Verständnis des Therapeuten für die Pathophysiologie der betroffenen Strukturen und eine exakte Anpassung der verwendeten Technik an die körperlichen Gegebenheiten und Befunde des Patienten.

Da mögliche muskuläre, neurophysiologisch-reflektorische und zirkulatorische Ursachen für ein lumbales Schmerzsyndrom in der klassischen Bildgebung und Befundung kaum oder nicht erfasst werden, ebenso die Differenzierung zwischen Hyper- und Hypomobilitäten kaum erfolgt, finden sich hier die Berechtigung und Aufforderung zum manualtherapeutisch-osteopathischen Befund. Dafür spricht auch die Tatsache, dass über 70 % aller Patienten mit Rückenschmerzen nachweislich keine orthopädischen oder neurologischen Erkrankungen haben [7].

4.2 Fakten

4.2.1 Definition

Das Lumbalsyndrom umfasst Beschwerden, die vor allem auf den Lumbalbereich beschränkt und auf degenerative und/oder funktionelle Störungen der lumbalen Wirbelsäule zurückzuführen sind.

4.2.2 Symptome

- akute oder chronische Schmerzen im Bereich der Lendenwirbelsäule (LWS), mit oder ohne Ausstrahlung in die unteren Extremitäten, sensible und/oder motorische Defizite möglich
- subjektiv: Steifigkeit, Müdigkeit, Gefühl von Durchbrechen, Schwächegefühl in Rücken und Beinen

4.2.3 Betroffene Region

LWS- und Sakralregion

4.2.4 Verdachtsdiagnose

- unspezifisches Lumbalsyndrom, nicht radikulärer Rückenschmerz, lokales LWS-Syndrom, pseudoradikuläres LWS-Syndrom
- **Definition** der Verdachtsdiagnose: reversible multifaktoriell bedingte Funktionsstörung, bei der keine spezifische Einzelursache und nur ungenügend relevante Läsionen nachweisbar sind, breite Fächerung von somatischen und psychosozialen Einflussfaktoren.

4.2.5 Ursachen

Diskogen, ossär, ligamentär, muskulär, neurophysiologisch-reflektorisch, zirkulär

4.3 Fallbeispiel

Frau S., 64 Jahre alt und Rentnerin, früher Erzieherin in einem Schulhort, kommt mit seit ca. 20 Jahren bestehenden heftigen lumbalen Schmerzen in die Praxis. Sie berichtet, es gebe ein Trauma im Zusammenhang mit dem Rücken im Alter von ca. 30 Jahren, als ihr jemand im Schwimmbad vom Beckenrand ins Wasser auf den Rücken gesprungen sei. Damals konnte jedoch keine Verletzung nachgewiesen werden.

Seit Jahren wird sie insbesondere nachts und morgens von Rückenschmerzen im Bett wach und quält sich sehr beim Aufstehen, bei den ersten Bewegungen und Schritten. Die Schmerzen sind größtenteils lokal und mittig, sie beschreibt keine radikuläre Symptomatik. Hexenschüsse habe sie schon oft gehabt, im Wechsel mal rechts, mal links. Die schulmedizinische Abklärung brachte in der Bildgebung eine altersgerechte Degeneration ohne besondere Auffälligkeiten. Die Statur von Frau S. ist aufrecht und imponiert mit Körperspannung, deutlich thorakaler Atmung sowie definierten Muskeln an den Extremitäten. Am Rumpf und Abdomen ist sie etwas beleibt, ihr Auftreten ist energisch und bisweilen leicht aggressiv.

4.3.1 Weitere Anamnese

► **Weitere Beschwerden.** Die Patientin hat eine starke Pollenallergie.

► **Sport.** Die Patientin treibt viel Sport, insbesondere Schwimmen und Gymnastik, was sie laut ihrem Hausarzt sehr fit hält, somit bestehen keine internistischen Vorerkrankungen.

► **Ernährung.** Frau S. leidet unter speziellen Lebensmittelunverträglichkeiten.

► **Frühere Behandlungen.** Mehrmalige Aufenthalte in einer Rehaklinik brachten nur temporäre Besserung, Medikamente will Frau S. nicht dauerhaft nehmen. Frau S. gibt an, dass sie das einzige Mal in den letzten 20 Jahren für die Dauer von ca. 6 Monaten nach einer anspruchsvollen Bergwanderung (Ersteigung des Kilimandscharo) fast schmerzfrei war. Danach sei auch die Allergie für ca. 1 Jahr verschwunden. Allmählich traten Schmerzen und Allergie jedoch wieder auf.

4.3.2 Auffälligkeiten im Befund

In Anamnese und Befund finden sich deutliche Hinweise für einen stauungsbedingten Rückenschmerz, der im Laufe der Zeit auch andere Systeme (mechanisch, neuronal) in Mitleidenschaft gezogen hat und zu einer Komorbidität verschiedener Ursachen führte. Zu den Hinweisen zählt die Zunahme der Schmerzen nach längeren Bewegungspausen (nachts). Interessant ist die Zeit nach der Wanderung zum Kilimandscharo, bei der die Patientin einen schweren Rucksack trug: Es darf angenommen werden, dass Frau S. während dieser Wanderung durch die Last des Rucksacks gezwungen war, über Stunden hinweg weniger thorakal und mehr abdominal zu atmen. Dies und das täglich stundenlange Wandern ist einer verbesserten muskulären Zirkulation und der Zirkulation durch das Zwerchfell absolut zuträglich und hilft, bestehende Stauungen abzubauen. Der positive Nebeneffekt ist das Verschwinden der Allergie, die ihren Ursprung wahrscheinlich in der stauungsbedingten Dysfunktion des Dünndarms und der Leber findet. Da hier u. a. Enzyme für den Abbau von Histamin und Leukotrien produziert werden und diese Produktion aufgrund der Dysfunktion eingeschränkt ist, kann es zu allergischen Phänomenen kommen. Es ist auch davon auszugehen, dass sich ein bestehendes Leaky-Gut-Syndrom durch die angekurbelte Zirkulation verbesserte, was mit den Allergien in Zusammenhang stehen kann.

Ob der Sprung auf ihren Rücken damals im Schwimmbad bleibende Dysbalancen der Muskulatur nach sich gezogen hat, ist rein spekulativ. Im Befund zeigen sich teils enorme Muskelspannungen paravertebral und abdominal, ebenso thorakal. Der Psoas ist beidseits primär durch die angespannte Bauchdecke nicht zu palpieren. Die LWS ist aufgrund der Spannungen kaum präzise zu befunden und weist vermutlich mehrere knöcherne Restriktionen auf.

4.3.3 Behandlung

In der ersten Behandlung liegt der Hauptfokus auf Thorax und Zwerchfell, weiterhin können das Abdomen und der Psoas befundet und behandelt werden. Abschließend wird eine Drainagetechnik für die Leber angewendet.

Nach 3 Wochen kommt die Patientin wie vereinbart wieder und bemerkt gleich bei der Begrüßung, dass sie mich in den ersten 2 Tagen nach der Behandlung am liebsten hätte umbringen wollen, weil die Schmerzen sich ins Unerträgliche gesteigert hätten. Am dritten Tag nach der Behandlung habe sich die Situation jedoch komplett umgekehrt und sie sei nun schon seit gut 2 Wochen schmerzfrei. Der Patientin ging es so gut, dass sie keine zweite Behandlung mehr benötigte. Frau S. kam nie wieder in meine Praxis.

4.4 Osteopathisch-differenzialdiagnostische Betrachtung

4.4.1 Degenerative Störungen

Der Begriff Degeneration lässt zuerst an die Belastung und das Alter der betroffenen Struktur bzw. des Patienten denken. Die LWS ist einer immensen (Zug-)Last und enormem Druck ausgesetzt (▶ Abb. 4.1). Das liegt nicht nur am Körper-

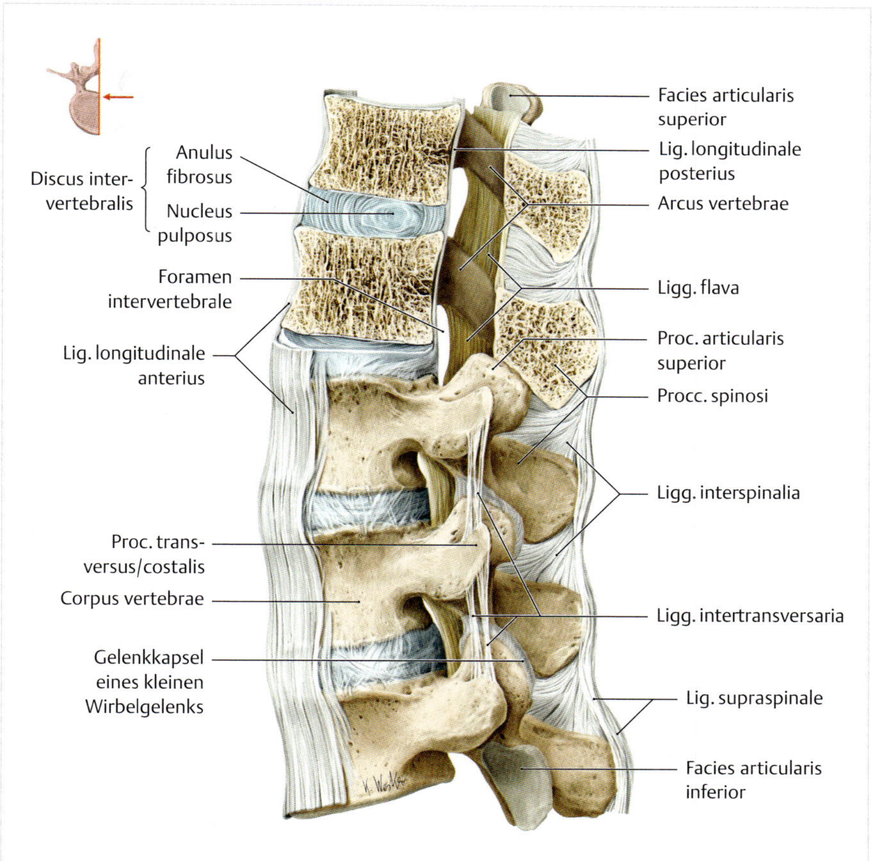

Abb. 4.1 Ein komplexes Bandgeflecht gewährleistet neben der Muskulatur sowohl die Stabilität als auch die Flexibilität der Wirbelsäule. (Schünke M, Schulte E, Schumacher U. Prometheus. LernAtlas der Anatomie. Allgemeine Anatomie und Bewegungssystem. Illustrationen von M. Voll und K. Wesker. 4. Aufl. Stuttgart: Thieme; 2014: 120)

gewicht, sondern auch an der sie umgebenden muskulären Spannung. Die meisten Menschen können weder ihr Körpergewicht noch muskuläre Spannungen leicht verändern. Selbst bei denjenigen, die z. B. Übergewicht reduzieren und damit ihre LWS beim Liegen nachts entlasten, bleibt die Spannung der umgebenden Muskulatur weiterhin bestehen, wodurch auf die einzelnen Segmente Druck ausgeübt wird. Dieser Druck verhindert die notwendige und sinnvolle Regeneration der Gewebe. Das betrifft Bandscheiben, Knorpel, Knochen und Bänder genauso wie die Muskulatur selbst. Besteht auf die Bandscheiben ein anhaltender Druck, können sich die kollagenen Fasern und die daran gebundenen Proteoglykanmoleküle der Extrazellulärmatrix nicht mehr komplett mit der Wassermenge auffüllen, die sie für ihre optimalen viskoelastischen Materialeigenschaften benötigen. Faktisch trocknen die Bandscheiben nicht nur aus, werden spröde und rissig und verlieren ihre ursprünglichen mechanischen Eigenschaften [10], sondern die zweite wichtige Funktion des Wassers, die ernährungsphysiologische, kommt ebenfalls nicht mehr zum Tragen. Die Anforderungen an die Bandscheiben bleiben jedoch bestehen.

Durch das „Schrumpfen" der Bandscheiben kommt es zu einer Höhenminderung der LWS und damit zu einer veränderten Statik sowie einer Fehlbelastung der Facettengelenke. Im schlechtesten Fall zerstören die einwirkenden Kräfte das Gewebegefüge der Bandscheibe. Ihre Integrität geht verloren, wodurch der Anulus fibrosus einreißen kann. Der Kern der Bandscheibe, der Nucleus pulposus, tritt möglicherweise unter der permanenten Druckbelastung der LWS durch den Riss im Anulus fibrosus der Bandscheibe nach außen und trifft dort im ungünstigsten Fall auf das Rückenmark oder einen Spinalnerv. Starke Schmerzen und neurologische Ausfälle sind die Folgen solcher Protrusionen oder Bandscheibenvorfälle und der damit einhergehenden Entzündung bis hin zur dauerhaften Schädigung des komprimierten Nervengewebes. Das Altern begünstigt solche Prozesse: Während der Proteoglykangehalt des Nucleus pulposus bei Jugendlichen noch bei 14 % liegt, sinkt er auf ca. 8 % im höheren Lebensalter und damit der Wassergehalt der Bandscheibe um 20 % ab.

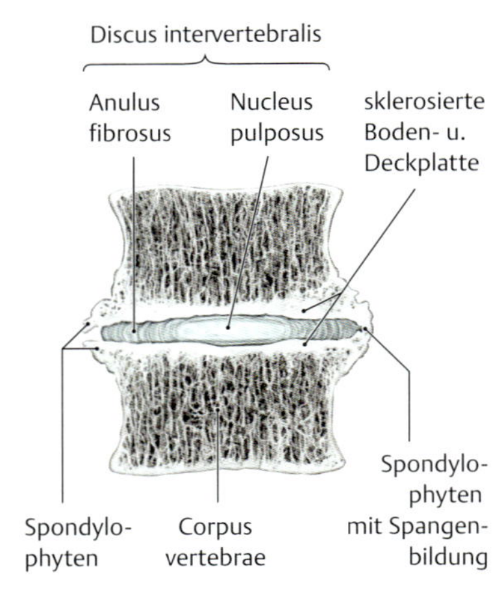

Abb. 4.2 Degenerativ veränderte Wirbelkörper mit Spondylophyten, abgeflachtem Zwischenwirbelraum und höhengeminderter Bandscheibe. (Schünke M, Schulte E, Schumacher U. Prometheus. LernAtlas der Anatomie. Allgemeine Anatomie und Bewegungssystem. Illustrationen von M. Voll und K. Wesker. 4. Aufl. Stuttgart: Thieme; 2014: 132)

Dem Knorpelgewebe an den Facetten der Wirbelkörper geht es ähnlich: Das Zuviel an Druck, das durch eine Höhenminderung der Bandscheiben entsteht, stellt nicht nur eine dauerhafte Überbelastung der LWS dar, sondern verhindert auch eine optimale Regeneration des im Erwachsenenalter nicht mehr durchbluteten Gewebes, welches sich nur aus den umgebenden Flüssigkeiten nährt. Kommt dann eine Fehlstellung hinzu, folgt eine unphysiologische punktuelle Belastung der sonst kongruenten Gelenkflächen, die ebenfalls prädisponierend für den Untergang des Knorpelgewebes und die Entwicklung einer Arthrose ist (▶ Abb. 4.2).

Die normalen Entzündungsreaktionen des Körpers auf solche Umstände und die damit einhergehenden Ödeme fördern ihrerseits den bereits erhöhten Gewebedruck und die Stauungsphänomene. Der Prozess beschleunigt und unterhält sich selbst, es kommt zu weiteren Entzündungen, Kapselveränderungen und -verdickungen, zu Hypertrophien, Deformitäten und osteophytären Anbauten, die ihrerseits die Nervenaustrittsstellen oder Verläufe der Spinalnerven einengen können. Schließlich reagiert der Nerv selbst mit einer Entzündung (Kap. 10). Schmerzen, Druckempfindlichkeiten, Bewegungseinschränkungen und **somatische sowie vegetative neurologische Begleiterscheinungen** bis hin zu Ausfällen sind die logischen Begleiter und Folgen solcher Prozesse.

Zuordnung möglicher somatischer und vegetativer Reizsymptome

Zu sympathischen Reizsymptomen kommt es durch eine Irritation (Zug- oder Druckphänomene) der (efferenten) Vorderwurzel. Bei den Lumbalsegmenten entspricht dies dem Kolon ab Cannon-Böhm-Punkt und Rektum (L 1–L 2) der Harnblase (Th 12–L 2), Ovar, Tuben und Uterus/weibliches Genital (Th 10–L 3), Prostata/männliches Genital (L 1–L 3).

Symptome sind z. B. Peristaltikminderungen und Obstipation (Kap. 6) bis hin zu den Symptomen paralytischer Ileus, flüchtiger Harnverhalt oder Ejakulation ohne Erektion beim Mann. Gleichzeitig könnte aufgrund der räumlichen Nähe auch eine Reizung der (afferenten) Hinterwurzel zu sensiblen Phänomenen wie Hypästhesien, Dysästhesien oder Parästhesien in den segmententsprechenden Hautarealen und motorischen Erscheinungen wie segmententsprechenden Muskelkontraktionen/Tonuserhöhungen führen.

Bei fortgeschrittenen degenerativen Prozessen sind die Besserung der Symptomatik und das Verlangsamen des Fortschreitens der Degeneration erreichbar. Eine Restitutio ad integrum ist leider nicht möglich.

4.4.2 Funktionelle Störungen

Den fortgeschrittenen degenerativen Prozessen voraus gehen meist funktionelle Störungen, die die Mehrzahl der Patienten mit Lumbalsyndrom ausmacht und teilweise als mit ursächlich für eine Degeneration anzusehen sind.

Hier muss zwischen (discogen-)arthroligamentären, muskulär-faszialen Störungen sowie neurophysiologisch-reflektorischen, zirkulatorischen und viszeralen Faktoren unterschieden werden.

4.4.3 Arthroligamentäre und muskulär-fasziale Störungen

Nicht unerheblich bei der Betrachtung des Lumbalsyndroms sind die bereits erwähnten **muskulären und faszialen Tonusstörungen** und daraus resultierende Ligamentosen und Ansatztendinosen. Häufig sind diese von einer **pseudoradikulären Symptomatik** begleitet, ebenso wie von einer vermehrten Reflexbereitschaft der Skelettmuskeln [12] (▶ Abb. 4.3).

Seitendifferenzen im Tonus resultieren aus ungünstigen statischen und dynamischen Anforderungen. Habituelle Fehlhaltungen wie z. B. das verdrehte Sitzen am Bildschirmarbeitsplatz oder das tägliche Tragen einer schweren Tasche ausschließlich über der rechten Schulter mit entsprechender Gegenbewegung in der Haltung können ebenso ursächlich sein wie bestimmte einseitig ausgeübte Bewegungen beim Sport oder Hobby.

Traumen (Distorsionen in Gelenken, Stürze, frühere Verletzungen, wiederkeh-

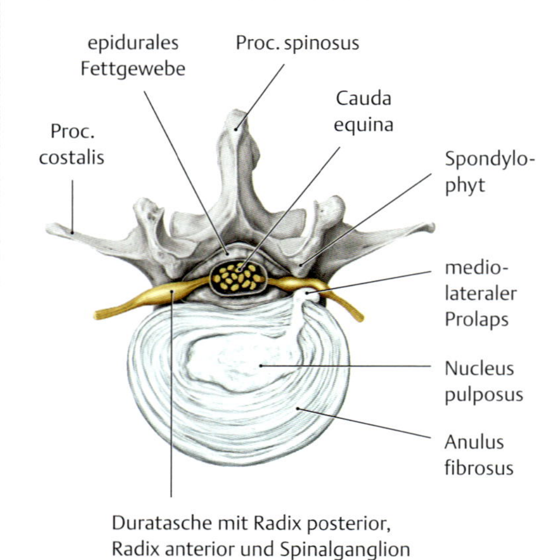

Abb. 4.3 Die Ursache einer radikulären Symptomatik kann ein Bandscheibenprolaps sein, der die Nervenwurzel komprimiert. (Schünke M, Schulte E, Schumacher U. Prometheus. LernAtlas der Anatomie. Allgemeine Anatomie und Bewegungssystem. Illustrationen von M. Voll und K. Wesker. 4. Aufl. Stuttgart: Thieme; 2014: 133)

rende Impacts z. B. bei Kampfsportarten) mit bleibender parietaler oder faszialer Dysfunktion können eine Anpassungsreaktion des Halteapparates erfordern und damit muskuläre und fasziale Dysbalancen unterhalten (▸ Abb. 4.4).

Zwingend ist die Abgrenzung einer **Hypomobilität** zur **symptomähnlichen Hypermobilität**, denn die Therapiemaßnahmen sind verständlicherweise grundsätzlich different und umfassen u. a. Kontraindikationen wie die Manipulation. Mit Hypermobilitäten der Wirbelgelenke gehen häufig auch Schmerzen und Reizungen der Ligamente und Facetten aufgrund der stärkeren Belastung einher. In der Umgebung hypermobiler Gelenke finden sich die als kompensatorisch anzusehenden Hypomobilitäten im Sinne der Begleitblockaden, die ein Zuviel durch ein Zuwenig an Beweglichkeit auszugleichen versuchen.

Merke

Führend neben der ausführlichen Anamnese ist der genaue Befund. Nur dieser kann muskuläre und fasziale Dysbalancen und deren Zusammenhänge mithilfe aktiver und passiver Bewegung des Patienten und gekonnter Palpation aufdecken.

4.4.4 Neurophysiologisch-reflektorische Störungen

Etwas diffiziler wird es bei der Betrachtung von neurophysiologischen Vorgängen als Auslöser für Tonusstörungen und darauffolgende lumbale Beschwerden.

Ausgangspunkt solcher reflektorischen Tonusstörungen sind nozizeptive Signale, deren Ursprung sehr verschieden sein kann [6]: z. B. ausgehend von inneren Organen, vom Peritoneum, von Muskeln, Ligamenten oder von den Wirbelkörpern selbst. Diese Signale erreichen via afferente Bahnen das Hinterhorn des Rückenmarks. Von dort breiten sie sich über 3 mögliche Wege aus.

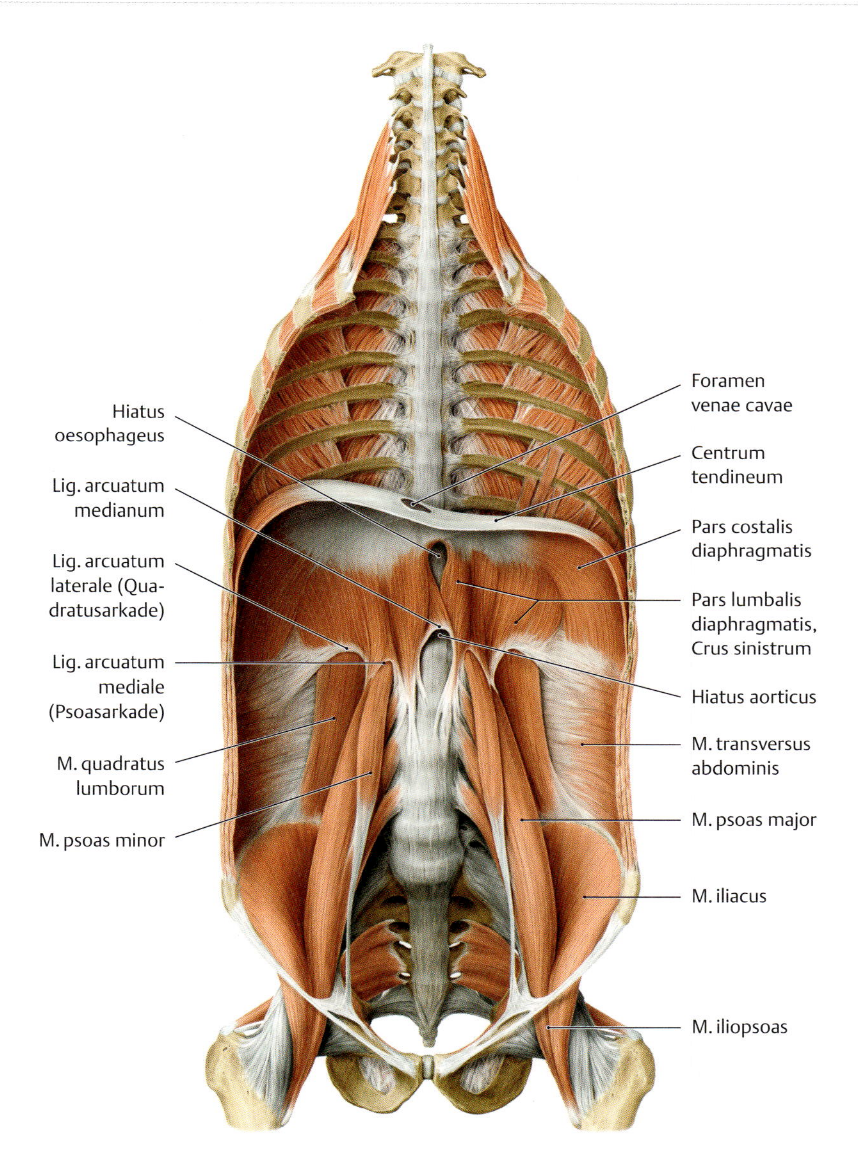

Abb. 4.4 Etliche Muskeln nehmen ihren Ursprung an der Wirbelsäule oder setzen an ihr an und beeinflussen diese (wie z. B. autochthone Rückenmuskulatur, M. psoas major et minor, M. quadratus lumborum, das Zwerchfell mit seinen Ausläufern). (Schünke M, Schulte E, Schumacher U. Prometheus. LernAtlas der Anatomie. Allgemeine Anatomie und Bewegungssystem. Illustrationen von M. Voll und K. Wesker. 4. Aufl. Stuttgart: Thieme; 2014: 177)

Reiz via Tractus spinothalamicus

Ein Weg führt bei einem entsprechend überschwelligen Reiz via Tractus spinothalamicus seitengekreuzt zum Kortex zwecks Reiz- bzw. Schmerzwahrnehmung. Als kortikale Projektion kann dieser hier den übertragenen Schmerz (Referred Pain) in den sogenannten Head'schen Zonen auslösen. Der Schmerz entsteht durch neuronale Konvergenz, wenn somatosensorische kutane und viszerosensible vegetative Afferenzen verschiedener Körperregionen auf gemeinsame Neurone der Schmerzbahn projizieren, also die Afferenzen eines bestimmten Organs oder einer bestimmten Struktur gemeinsam mit den Afferenzen bestimmter Hautareale nach zentral zusammenlaufen. Somit wird ein Reizzustand des Organs oder der Struktur als Schmerz (Hyperalgesie) auf dem entsprechenden Hautareal (Head'sche Zone) wahrgenommen. Man spricht von einem viszerokutanen Reflex [3].

Die Umkehrung dieser Reflexe (kutaneoviszeraler Reflex) macht man sich zunutze, indem man durch Reizung (z. B. Wärme) eines betroffenen Hautareals die Tätigkeit der inneren Organe beeinflusst: Z.B. führen heiße Umschläge mittig auf das Epigastrium aufgebracht zur Entspannung des Magens und zu vermehrter Peristaltik, ein Eisbeutel dagegen zur Tonuserhöhung und Vasokonstriktion.

Signale an vegetative Zentren des Seitenhorns

Der zweite Weg führt die Signale zu den vegetativen Zentren des Seitenhorns und leitet dort die schmerz- bzw. reizverbundene **vegetative Begleitsymptomatik** ein (Gefäßkonstriktion, Schweißsekretion, Piloarrektion). Bei der Analyse eventuell angegebener sympathischer Begleiterscheinungen gilt es zu beachten, dass die Ursprungszellen der sympathischen Efferenzen ausschließlich zwischen C 8 und L 2 im Seitenhorn des Rückenmarks zu finden sind, sich also nicht über die gesamte Länge erstrecken. Von C 8–Th 2 liegen die Regulationszentren für die Pupillenmotorik (homolaterale Reizmydriasis bei Organerkrankungen), eventuell auch die für die Herzfrequenz. Der Kopf-, Hals- und Schulterbereich wird von Th 3–Th 4 versorgt (was möglicherweise die vermutlich vasokonstriktorisch bedingten hyperalgetischen Kopfzonen bei Erkrankungen von inneren Organen erklärt), die Arme aus Th 5–Th 7 und die Beine aus Th 11–L 2. Am Rumpf zeigt sich verständlicherweise die metamere Gliederung und Versorgung.

Segmentale Durchschaltung zum Vorderhorn

Der dritte und kürzeste Weg ist die unmittelbare segmentale Durchschaltung zum Vorderhorn [1]. Hier kommt es zur direkten Anregung der α-Motoneurone und der γ-Motoneurone, was erstens eine reflektorische Verkürzung der extrafusalen Fasern des innervierten Muskels zur Folge hat. Zweitens kontrahieren sich gleichzeitig automatisch über die γ-Spindelschleife die intrafusalen Fasern, was physiologisch die normale Tonusregulation der Muskulatur gewährleistet. Ist der Reizzustand von längerer Dauer, droht vor allem diese kurze und direkte Strecke in ihren Regulations- und Feedbackmechanismen zu entgleisen, auch die Mechanismen der γ-Spindelschleife [2]. Die Folge ist eine abnorme Tonuserhöhung der segmentalen Muskulatur (**viszerovertebraler Reflex**) bis zum Hartspann und schließlich sogar ein geweblicher Umbau, der einen Reiz darstellt und den Prozess zusätzlich befeuert. Die plurisegmentale Versorgung von betroffenen Muskelgruppen, deren Einbettung und Funktionieren in Muskelketten und dem faszialen Kontinuum erklärt, warum ein solch primär lokaler Zustand nun den gesamten Körper beeinflussen kann.

Im Hinblick auf das Beispiel des viszerovertebralen Reflexes (auch viszerovertebrales Syndrom) sollte man insbesondere die inneren Organe mit ihren Afferenzen kennen und wissen, dass eine aktuelle oder frühere Entzündung oder Infektion (also ein Reiz mit Gewebeschädigung) einen Muskeltonus nicht nur temporär, sondern auch dauerhaft verändern kann.

Beispiel Niere

Am Beispiel der Niere stellt sich dieser Reflex folgendermaßen dar: Der **Plexus renalis** liegt um die A. renalis und enthält v. a. postganglionäre Fasern aus dem Sympathikus (Th 9/10–L 2). Mit den Arterienaufzweigungen gelangen die Nerven in die Nieren. Eine Pyelonephritis z. B. sorgt mittels genannter Mechanismen für eine unphysiologische Tonuserhöhung der segmentalen Muskulatur von TH9–L 2. Der M. iliopsoas wird vom N. femoralis (L 1–L 4) aus dem Plexus lumbalis versorgt und kann nun mit einem schmerzhaften und bewegungseinschränkenden hochtonischen Dauerzustand reagieren. Diese sekundäre Dysfunktion kann selbst dann weiterbestehen, wenn die Niere vollständig abgeheilt ist.

Der häufigen pharmakotherapeutischen Resistenz dieser Schmerzsymptomatik steht oft eine sehr gute Ansprechbarkeit mittels manualtherapeutischer Interventionen gegenüber [5]. In der Anamnese sollten daher neben früheren Krankheiten auch aktuelle Störungen und selbst blande Hinweise auf Funktionsstörungen und damit einhergehende nozizeptive Signale der inneren Organe erfasst werden. Zu betonen ist, dass Nozizeption lediglich den Erhalt von Signalen im Zentralnervensystem (ZNS) bezeichnet, die von speziellen sensorischen Rezeptoren (Nozizeptoren) vermittelt werden und Informationen über Gewebeschäden liefern [1]. Das muss nicht zwangsläufig mit empfundenem Schmerz einhergehen, gleichwohl Schmerz eine Form der Nozizeption ist.

Merke

Nozizeption ist auch ohne Schmerz möglich!

Alle 3 erläuterten Wege der Reizbeantwortung können, wenn auch in unterschiedlicher und wechselnder Stärke und Ausprägung, jedes vertebragene, aber auch viszerale oder anderweitige Reiz- oder Schmerzgeschehen begleiten.

4.4.5 Zirkulatorische Störungen

Das Thema Gewichtsreduktion (Kap. 4.4.1) als therapeutische Möglichkeit bei degenerativen Prozessen und funktionellen Störungen ist noch aus einem ganz anderen Blickwinkel zu betrachten. Übergewicht geht fast zwangsläufig mit einer prekären zirkulatorischen Situation einher. Gleichwohl ist Übergewicht keine zwingende Voraussetzung für zirkulatorische Probleme, wir finden diese auch bei normalgewichtigen Menschen. Im Hinblick auf die Zusammenhänge von Zirkulation und Schmerzen der unteren Wirbelsäule und des unteren Rückens müssen wir unseren Blick weniger auf die arteriellen als auf die venösen Gefäße, also die Abflussverhältnisse lenken. Diese können gestört und behindert sein, was durch Bewegungsmangel und Übergewicht gefördert wird.

Natürlicherweise sind die venösen Gefäße im Bereich des unteren Rückens einem höheren hydrostatischen Druck ausgesetzt als die Gefäße der Halsregion, was hohe physikalische Anforderungen an die Gefäßwände stellt (▶ Abb. 4.5). Fast jeder, auch normalgewichtige Erwachsene, kennt die Schmerzen, die bei langem Sitzen oder Stehen oder sehr langsamem Laufen nach einiger Zeit im unteren Rücken auftreten. Diese Schmerzen rühren nicht nur von der statischen Belastung der Wirbelsäule mit ihren Bandscheiben, Facettengelenken und

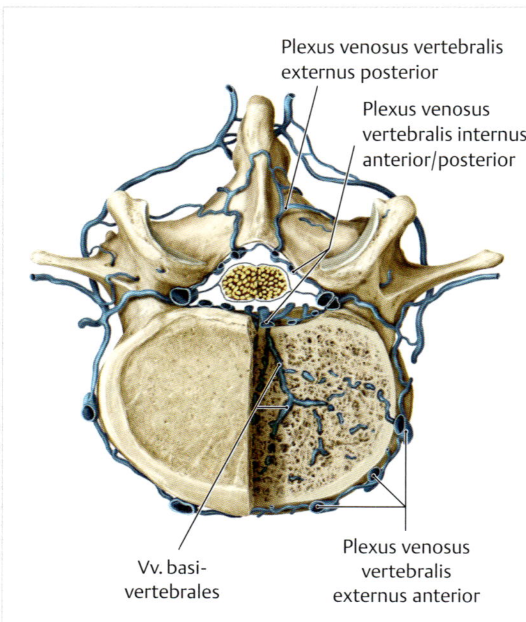

Abb. 4.5 Ein dichtes venöses Geflecht umgibt und durchzieht die Wirbelsäule und gewährleistet die venöse Drainage. Eine Druckerhöhung in Folge einer venösen Stauung verursacht Schmerzen im Rücken. (Schünke M, Schulte E, Schumacher U. Prometheus. LernAtlas der Anatomie. Allgemeine Anatomie und Bewegungssystem. Illustrationen von M. Voll und K. Wesker. 4. Aufl. Stuttgart: Thieme; 2014: 195)

der Haltemuskulatur her, sondern zum Teil auch von einem Flüssigkeitsstau im Gewebe und in den Muskeln, die alle mit sensiblen Nervenendungen (Nozizeptoren) durchsetzt sind und die Druckerhöhung registrieren. Dieser Stau ist die Folge des nicht vollends ausgeglichenen Verhältnisses zwischen arteriellem Zu- und venösem Abfluss aus diesem Bereich, d. h., es fließt mehr Blut mit der Schwerkraft hin als gegen die Schwerkraft zurück.

Aus den druckbelasteten Gefäßen tritt Flüssigkeit ins Interstitium aus. Die Aufschwemmung des Gewebes zeigt sich meist auch an der Oberfläche: die Haut über dem schmerzenden Bereich (meist der gesamte Bereich unterhalb der Zwerchfellebene; Beispiel Stauung durch das Zwerchfell) ist teigig, aufgequollen und ein hoher Gewebedruck ist palpierbar. Tiefere Gewebeschichten zeigen deutliche Druckdolenzen. Hier kann es zur Vermischung von Befunden kommen: Die der segmental vertebralen Störung zugeordnete Kibler-Hautfalte zeichnet sich ebenfalls durch teigig aufgequollene Eigenschaften aus und imponiert als hyperämisches und hyperalgisches Haut- und Bindegewebsareal über einer segmentalen Störung. Eine klare Abgrenzung ist kaum möglich und erscheint wenig sinnvoll, da die ursächlichen Gegebenheiten oft vergesellschaftet auftreten.

Wird eine solche dysfunktionale Situation durch Bewegung (z. B. schnelleres Gehen, Muskelkontraktionen und damit eine angekurbelte Gesamtzirkulation) oder Entlastung (Hinlegen) unterbrochen, ist dem Schmerz oft bereits Abhilfe geleistet, denn die Stauung und der damit einhergehende Druck im Gewebe wird wieder abgebaut. Bestehen die Umstände/Dysfunktionen jedoch dauerhaft, dann können sich, wie von den unteren Extremitäten bekannt, auch im Bereich der LWS venöse Aufweitungen bis hin zur Gefäßinsuffizienz entwickeln. Erste sichtbare Anzeichen dafür sind venöse Zeichnungen auf der Hautoberfläche in diesem Bereich.

Neben der Schwerkraft können auch andere Gegebenheiten die Abflusssituation aus dem unteren Rücken entscheidend behindern. In diesen Fällen hilft z. B. Hinlegen nach langem Stehen wenig bis gar nicht. Liegen anstelle von wenig Bewegung kann sogar zur Verschlimmerung beitragen. Oft beschreiben Patienten, dass sie morgens mit Schmerzen aufstehen und erst einmal eine gewisse Zeit brauchen, um aus dem Bett zu kommen. Nachdem sie etwa eine Viertelstunde auf den Beinen, also in Bewegung, waren, geht es ihnen dann besser. Tagsüber sind die Schmerzen erträglich, am späten Nachmittag oder Abend nehmen die Schmerzen aber erneut zu. Der Grund dafür ist das Missverhältnis zwischen dem abfließenden und dem zufließenden Blutvolumen und dem damit verbundenen Gewebedruck. Die Schwerkraft übt natürlich auch hierbei ihren Einfluss aus, bei diesen Fällen spielen jedoch Transportkapazitäten bzw. -hindernisse der zuständigen Vene bzw. deren Zustand eine entscheidende Rolle.

Beispiel Stauung durch das Zwerchfell

Die imposanteste und eine häufige Stauursache ist das Zwerchfell, welches als horizontal im Körper liegende Struktur Durchtritte für Arterien und Venen (wie auch Nerven und Lymphstämme) gleichermaßen bietet. Der durch Thorax und Zwerchfell ausgeübte Sog ist nicht nur respiratorisch aktiv, sondern neben der peripheren Muskelpumpe und dem Herzen auch die stärkste nach zentral gerichtete Kraft für das venöse Niederdrucksystem des Blutkreislaufs. Neben Ventilation und Zirkulation wirkt die thorakal-diaphragmale Atembewegung auch auf den Funktionszustand der inneren Organe, was wiederum über segmental-reflektorische Mechanismen auf Tonus und die Aktivität der beteiligten Brust- und Bauchmuskulatur zurückwirkt [11].

Ist das Zwerchfell und damit auch der darüberliegende Thorax in seiner Beweglichkeit eingeschränkt (bedingt z. B. durch einen zu hohen abdominalen Druck bei Adipositas oder Schwangerschaft, durch Traumata, einseitige Funktionsstörungen der Wirbelsäule, durch Lungenerkrankungen, durch Nichtbenutzung bei der Atmung, durch einen ständig eingezogenen Bauch oder auch starke psychoemotionale Anspannung), dann hat das Auswirkungen auf die Durchtrittsstellen der großen Gefäße Aorta und V. cava, V. azygos und V. hemiazygos sowie des Ductus thoracicus und natürlich für deren mediastinale Einbettung supradiaphragmal. Die Aorta lässt sich recht wenig beeindrucken von einem „verspannten" Zwerchfell, sie setzt ihm einen Druck von 120 mmHg entgegen. Der Ductus thoracicus und die venösen Gefäße hingegen haben einen deutlich geringeren (Blut-)Druck (zentraler Venendruck 0–15 mmHg!). Während diese äußere Beeinflussung dem Ductus thoracicus beim Transport der Lymphe behilflich ist (Nähe zur pulsierenden Aorta), wird die V. cava (und andere venöse Gefäße) von äußeren Drücken und mechanischen Gegebenheiten häufig beeinflusst. Man kann sich sinngemäß vorstellen, dass sich am Foramen venae cavae und an den anderen venösen Durchtrittsstellen im Diaphragma eine kleine Einschnürung von außen um das Gefäß legt und seinen Diameter etwas einschränkt. In ihrem weiteren Verlauf durch das Mediastinum können die kleineren venösen Gefäße und auch die V. cava durch vorhandene Gewebespannungen so stark beeinflusst werden, dass letztlich in der V. cava ein leicht erhöhter, (noch) nicht kardial bedingter zentraler Venendruck die Folge ist. Die dopplersonografisch messbare verminderte Atemvariabilität des zentralen Venendrucks ist ein Verdachtsmoment für seine Erhöhung und zeigt im Umkehrschluss, wie wichtig eine gute Atembewegung des Thorax, des Mediastinums und des Zwerchfells für ausgeglichene Druckverhältnisse ist.

Bezogen nur auf diese beiden großen Gefäße, kommt es nun zu eben diesem erwähnten Missverhältnis von arteriellem Zustrom und venösem Abfluss unterhalb der Zwerchfellebene. Besteht dieses Missverhältnis dauerhaft und ohne Kompensation, hätte dies im Laufe der Zeit ein großes subdiaphragmales Ödem zur Folge. So extrem ist die Situation in der Regel nicht, denn der Körper kann dem Problem begegnen, indem er andere Wege findet, um den Blutstrom und ein Gleichgewicht zu gewährleisten (z. B. das Azygossystem, die Plexus venosi vertebrales internus und externus) und das gestaute Blut (unten) wieder in Richtung Herz (oben) fließen zu lassen. Da diese Blutgefäße für eine Erhöhung an Volumen und Druck nicht vorgesehen sind, werden sie zu stark belastet, weiten sich auf und es kann zu Schwellungen im umliegenden Gewebe, unterstützt durch die Schwerkraft, kommen. Die Folgen können Radikulopathien und ein Rückstau in den eigentlichen Drainagebereich (z. B. Rückenmark und Wirbelkörper) sein [4].

Bezüglich der V. cava gilt es, zusätzlich zu bedenken, wie sich die Drainage der Leber und ihres Drainagegebietes (alle unpaaren Bauchorgane) verändert und welche Belastungen dieser Vorgang für die Organe und ihre Funktionen darstellt sowie für deren Afferenzen ins zentrale Nervensystem (was Auswirkungen auf die Efferenzen hat, viszerovertebrale Reflexe, Kap. 4.4.4).

Der Grund für die Stauung und damit die lumbalen Schmerzen kann aber auch unterhalb des Zwerchfells liegen, wenn z. B. die Leber den Stau in die Pfortader aufgrund eines Gewebeumbaus bei einer Zirrhose verursacht.

Bei einem sehr angespannten Zwerchfell zeigt sich in den thorakalen faszialen und muskulären Strukturen ein nicht minder deutlicher Tonus. Wenn wir uns das Bild vor Augen führen, wie sich die venösen Geflechte in und um der Wirbelsäule in dieses Gewebe einbetten und Opfer dieses Tonus und der Unbeweglichkeit der Strukturen werden, wird schnell klar, dass sich die Situation subdiaphragmal anders darstellt als oberhalb der Zwerchfellebene. Das Blut findet auf seinem Weg zurück zur rechten Herzkammer nicht nur im Zwerchfell, sondern auch in einem hochtonischen Thoraxgewebe ein Hindernis, was wiederum für die vertebralen Plexus eine Volumenbelastung darstellen kann. Es gilt zu bedenken, dass auch die venöse Drainage des Rückenmarks betroffen ist und keine optimale Entsorgungssituation für das Rückenmark gegeben ist. Auch hier finden sich zu hohe Drücke, die eventuell schädigende Wirkungen auf das Nervengewebe haben.

4.4.6 Viszerale Störungen

Neben den viszeralen Ursachen für lumbale Schmerzen in Form der zirkulatorischen Aspekte und der viszerokutanen und -vertebralen Reflexe ist auch die reine mechanische Beeinflussung der Lumbalregion durch die viszeralen Organe zu beachten. Durch gekonnte Palpation der abdominalen Organe können Mobilitätseinschränkungen, Fixierungen, Lageanomalien vom Therapeuten aufgespürt und mit Anamnese, Beschwerdebild und einem weiteren Befund abgeglichen werden.

Insbesondere geht es hier um Narben und Strikturen nach operativen Eingriffen, Ptosen und entsprechende Zug- oder Druckkräfte, Einschränkung der Gleitfähigkeit der peritonealen Überzüge der Organe und inneren Bauchwand durch frühere Entzündungen bis hin zur Verwachsung des viszeralen und parietalen Peritoneums. All dies kann durch bindegewebige Züge Einfluss auf die Lendenwirbelsäule und umgebende Gewebe nehmen und Schmerzen verursachen. Dazu gehören z. B. Nierenleiden, die ein lumbales Syndrom vortäuschen können, die intraabdominale Druckerhöhung im Bauchraum durch Ptosieren von Organen oder durch Einlagerung von zu viel Bauchfett, Lageanomalien der Organe; strukturelle Veränderungen wie funktionelle Störungen (Entzündungen, Abflusstörungen, Transportstörungen im Darm etc.).

4.5 Zusammenfassung

Nach Betrachtung aller Zusammenhänge wird klar, dass das vielschichtige Lumbalsyndrom einer ebenso vielschichtigen Anamnese und Befundung bedarf, damit der Therapeut eine sichere und richtige Entscheidung über die Behandlung treffen kann. Neben dem Ausschöpfen der schulmedizinischen Maßnahmen bei gegebener Indikation kann und sollte der Therapeut zusammen mit dem Patienten versuchen, mittels osteopathischer Behandlung nicht nur den Symptomen, sondern möglichst auch den ursächlichen Umständen Abhilfe zu verschaffen (▸ Abb. 4.6). In der Behandlung kommen sowohl Manipulationen und Mobilisationen als auch Muskel-, Faszien- und Weichteiltechniken zum Einsatz.

Außer osteopathischem Können sind hier fundiertes Wissen in der Ernährungsphysiologie sowie Erfahrung im Umgang und in der Führung von Patienten im Hinblick auf Gewichtsreduktion und die Änderung der körperlichen Belastung bzw. Belastungsmuster wichtige Parameter aufseiten des Therapeuten und eine nicht zu unterschätzende Voraussetzung für den Erfolg. Die (▸ Abb. 4.6) zeigt die möglichen **Einflüsse** auf Rückenschmerzen:

- direkt mechanisch: diskogen, arthroligamentär, muskulär-degenerativ oder habituell bedingt
- indirekt mechanisch: arthroligamentär, muskulär-reflektorisch
- viszeral: reflektorisch, mechanisch (Strikturen, Narben)
- zirkulatorisch: Stauungen Abdomen, Thorax, portocavales System, vertebrale Plexen

Überblick Grundlagenwissen

- Aufbau Lendenwirbelsäule mit Bandscheiben, Ligamenten, Muskeln, Diaphragma
- assoziierte Gefäße und Nerven lokal und systemisch, Zirkulation
- neurologische Verschaltung und Signalverarbeitung, Afferenz und Efferenz, Reflexe (viszerokutan, viszerovertebral, -somatisch, somatosomatisch etc.), Nozizeption, Head'sche Zonen, neuronale Konvergenz
- Muskelphysiologie
- viszerale Organe mit Bezug zur Lumbalregion: Niere, Ureter, Darm und Dickdarm, Beckenorgane Mann/Frau

Literatur

[1] Bear MF, Connors BW, Paradiso M. Neurowissenschaften. 3. Aufl. Berlin, Heidelberg: Springer; 2016: 469 ff.

[2] Bear MF, Connors BW, Paradiso M. Neurowissenschaften. 3. Aufl. Berlin, Heidelberg: Springer; 2016

[3] Brügger A, Rhonheimer C. Pseudoradikuläre Syndrome des Stammes. Bern/Stuttgart: Verlag Hans Huber; 1965

[4] Caspers H, Speckmann E-J, Schliack H et al. In: Sturm/Birkmayer. Klinische Pathologie des vegetativen Nervensystems, Bd 1. Stuttgart: Thieme; 1976: 238, 501

[5] Meert G. Venolymphatische kraniosakrale Osteopathie. München: Elsevier; 2012

[6] Metz EG. Rücken- und Kreuzschmerzen. Bewegungssystem oder Nieren? Berlin, Heidelberg, New York: Springer; 1986

[7] Eder M. Indikationen und Erfolgsaussichten der Manualtherapie lumbaler Syndrome. In: Hohmann D, Kügelgen B, Liebig K et al., Hrsg. Neuroorthopädie 2. Lendenwirbelsäulenerkrankungen mit Beteiligung des Nervensystems. Berlin, Heidelberg, New York: Springer; 1984: S. 455

[8] Nachemson A. Advances in low back pain. Clinical Orthopaedics & Related Research; 1985 (200): 266–278

[9] Niebauer G, Czarnecki N, Danner M. Klinische Pathologie des vegetativen Nervensystems, Bd 2. Stuttgart: Thieme; 1976: 885

[10] Noack W. Die Bandscheibe. Praktische Orthopädie Bd. 24. Stuttgart: Thieme; 1994

[11] Pischinger A. Das System der Grundregulation. 11. Aufl. Stuttgart: Haug; 2010

[12] Schliack H, Schiffter R. Klinik der sogenannten vegetativen Schmerzen. In: Sturm A, Birkmayer W. Klinische Pathologie des vegetativen Nervensystems. Bd 1. Stuttgart: Thieme; 1976: S. 501 ff.

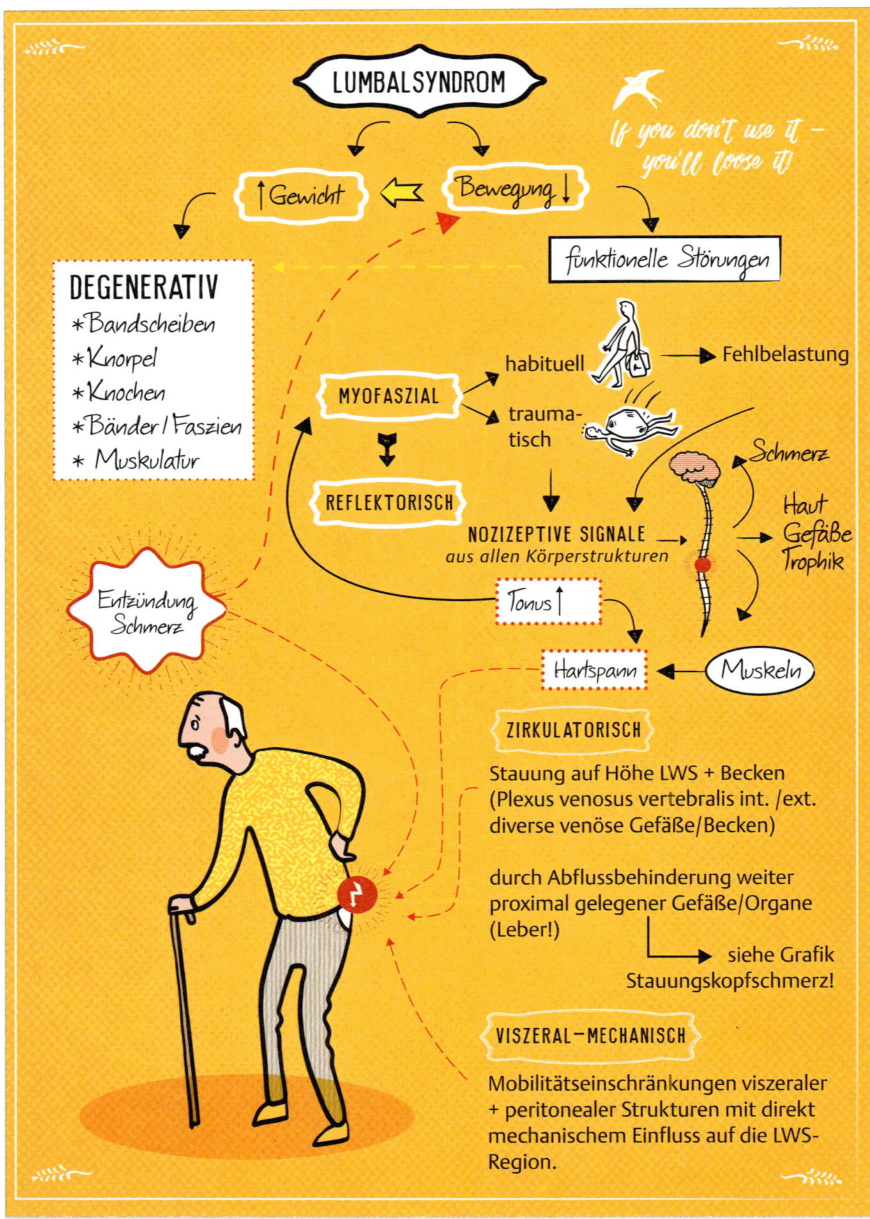

Abb. 4.6 Zusammenfassung der Einflüsse bei Rückenschmerz.

Teil 5

Schulter-Nacken-Syndrom nach Schwangerschaft/ Entbindung

5 Schulter-Nacken-Syndrom nach Schwangerschaft/Entbindung

5.1 Einleitung

Während vielen schwangeren Frauen Schmerzen im unteren Rücken und den unteren Extremitäten gegen Ende der Schwangerschaft bekannt und die Gründe dafür nachvollziehbar sind, treten Schmerzen und schmerzhafte Bewegungseinschränkungen im cervicothorakalen Übergang und in der BWS sowie der Schulter- und Nackenmuskulatur nach einer spontanen komplikationslosen Geburt für junge Mütter eher unerwartet auf. Begründet werden die Beschwerden oft mit den Belastungen, die mit dem Stillen und Herumtragen des Kindes einhergehen. Das erklärt die Beschwerden jedoch nur teilweise.

5.2 Fakten

5.2.1 Definition

Das Beschwerdebild wird im Speziellen nicht als eigenständiges Krankheitsbild beschrieben, sodass es keine Definition dafür gibt. Maßgebliche Symptome sind schmerzhaft verspannte Schulter- und Nackenmuskeln sowie Bewegungseinschränkungen in der unteren HWS, dem CTÜ und der BWS bis hin zu manifesten Blockaden in ein oder mehreren Segmenten, die ihre Ursachen nicht in bestehen gebliebenen geburtsbedingten Dysfunktionen der LWS, des Sakrums oder der Beckenknochen bzw. assoziierter Muskulatur haben. Begleitend werden häufig Kopfschmerzen und „Lufthunger" im Sinne einer Enge im Brustkorb beschrieben.

5.2.2 Symptome

- Schmerzen in der Muskulatur des Schulter-Nacken-Bereichs
- Blockaden und Bewegungseinschränkungen im HWS- und BWS-Bereich
- schmerzhafte Sternokostalgelenke
- Brustenge und Lufthunger
- Kopfschmerzen

5.2.3 Betroffene Organe/Körperregion

- obere Körperhälfte
- Thorax
- Kopf

5.3 Fallbeispiel

Frau B., 26 Jahre und Journalistikstudentin, bittet vier Wochen nach der termingerechten und komplikationslosen Entbindung ihres ersten Kindes um einen Termin. Die zierliche und blasse junge Mutter, die ihren schlafenden Säugling im Arm hat, klagt über starke Schmerzen in den Schultern und eine stark verspannte Muskulatur im Nacken. Teilweise ziehen die Schmerzen in den Kopf und in die Arme. Die Patientin gibt an, sie habe ständig das Bedürfnis, ihre obere Wirbelsäule zu „knacken", sich „irgendwie aufzuziehen" und zu bewegen. Das Kind beim Stillen zu halten falle ihr nach ein paar Minuten sehr schwer, deswegen stillt sie nur im Liegen, was gut funktioniere. Obwohl ihre Tochter gut und zügig trinke, sei insbesondere ihre rechte Brust schmerzhaft geschwollen, aber weder rot noch überwärmt. Die Hebamme habe eine Mastitis ausgeschlossen. Manchmal sei ihr unwohl, und wenn sie zu schnell aufstehe, habe sie das Gefühl, gleich umzufallen und sich nicht vollständig aufrichten zu können. Schwindelig sei ihr dann auch. Ab und an fühle sie sich mit der neuen Situation überfordert, insbesondere wenn sie allein mit dem Säugling sei. Ihr Mann sei beruflich viel unterwegs und dabei auch mehrere Tage lang abwesend. Dann überkomme sie etwas Angst, sie habe das Gefühl, keine Luft mehr zu bekommen und ganz tief durchatmen zu wollen, was aber nicht gelinge. Dieses Gefühl sei auch von einem heftigen Drang zum Gähnen begleitet, was aber irgendwie „auch nicht klappt". Dann bemerke sie ein starkes Ziehen hinter dem Brustbein, weshalb sie schon befürchtet habe, sie habe etwas mit dem Herzen, denn das stolpere auch ab und zu, seit sie nach der Entbindung wieder zu Hause sei. Sie sei nun verzweifelt, weil die Schwangerschaft so gut verlaufen sei, doch nun, da das Baby endlich da ist, sei die Situation so schwierig und sie könne sich gar nicht recht freuen, da sie Schmerzen und Befindlichkeitsstörungen habe.

5.3.1 Auffälligkeiten im Befund

Im Befund zeigt sich eine gesunde junge Frau, postpartal in etwas reduziertem Allgemeinzustand.

Abdomen:

- weich, keine Resistenzen oder Druckdolenzen, vordere Bauchwand ohne Spannung
- atrophierte Bauchwandmuskulatur, unterer Rippenbogen angehoben und etwas nach ventral und lateral ausgestellt
- Leberrand nicht tastbar

Thorax/Wirbelsäule:

- ventral mit druckschmerzhaften Sternokostalgelenken und sehr druckempfindlicher Muskulatur
- deutliche Venenzeichnung über beiden Mammae und im Dekolleté
- BWS und vor allem CTÜ bewegungseingeschränkt und druckdolent
- ödematös aufgeschwemmtes Gewebe über dem CTÜ mit Besenreisern
- beidseitig Mm. scaleni und Mm. trapezii hyperton, erste Rippe rechts hoch
- HWS mit diversen Blockierungen und druckdolenter Muskulatur
- Atemmuster hochthorakal und flach

Becken:

- im typisch postpartalen Zustand ohne Verletzungen oder Fehlstellungen

5.3.2 Behandlung

In der Behandlung kommt vornehmlich unter Anleitung die Zwerchfellatmung der Patientin zum Einsatz. Währenddessen erfolgt mittels BLT- und BMT-Techniken die Behandlung des knöchernen Thorax und der Weichteile. Es wird versucht, das Mediastinum in Seitenlage auszugleichen. Mittels GOT-Techniken erfolgt abschließend die Mobilisierung des CTÜ.

Es ist wichtig in diesem Fall, die junge Mutter über die Ursache der Beschwerden aufzuklären, da sie einige Übungsanleitungen für zu Hause erhält. Diese betreffen insbesondere die Zwerchfellatmung und sanfte Umkehrhaltungen in Abwechslung mit dem korrekten Training der Bauchwandmuskulatur. Das Ziel ist, das Zwerchfell wieder abzusenken und zu mobilisieren sowie den Tonus bzw. die intraabdominellen physiologischen Druckverhältnisse wiederherzustellen. Dadurch dürfte sich die Statik normalisieren und die Schmerzen deutlich vermindern. Zudem sollten die unangenehmen vegetativen Begleitsymptome wie RR-Abfall, Schwindel, Herzstolpern und Brustenge verschwinden. Es dürfte sich auch die Abflusssituation der Brustdrüse verbessern und die Spannung und die Schmerzen etwas nachlassen, was den reflektorisch hohen Tonus der Brustwandmuskulatur etwas vermindern kann.

5.4 Osteopathisch-differenzialdiagnostische Betrachtung

5.4.1 Veränderte Statik und hormonelle Einflüsse

Im Laufe einer Schwangerschaft passt sich eine Schwangere langsam und entsprechend dem Wachstum des Uterus mit dem Fetus dem sich zunehmend nach ventral verlagernden Schwerpunkt an [8], [11]. Das typische Bild im letzten Trimenon ist eine ausgeprägte LWS-Lordose mit entsprechender Rückverlagerung der oberen Körperhälfte zum Ausgleich und zur Aufrechterhaltung des Körperschwerpunktes. Die ventrale und laterale Bauchwandmuskulatur bilden sich zum Zweck und aufgrund der Raumforderung des Uterus zurück, möglicherweise entwickelt sich eine Rektusdiastase.

Den maximalen Fundusstand erreicht der Uterus ca. 2 Wochen vor der Entbindung am Rippenbogen. Es kommt zur Verdrängung der Bauchorgane nach kranial und/oder lateral, zum Hochstand des Zwerchfells und zur Aufweitung der unteren Thoraxapertur. Die Herzachse verlagert sich (Linkstyp) und das Residualvolumen der Lunge nimmt deutlich ab (um 20 %).

Hormonell bedingt kommt es zur Tonusabnahme der glatten Muskulatur, zu verstärkter Vaskularisierung und zur Zunahme von kollagenen Fasern im Bindegewebe mit vermehrter Wassereinlagerung. Dadurch wird der intensive Wasser- und Elektrolytaustausch zwischen Mutter und Fetus auch bei Engpässen in der Flüssigkeitszufuhr der Mutter ohne Einbußen für die Frucht gewährleistet. Der gesamte Wasserhaushalt der Schwangeren steigt (die häufigen generalisierten Ödeme noch nicht miteingerechnet) um ca. 8 Liter an, wovon knapp 70 % im Interstitium eingelagert werden. Die Zunahme der kollagenen Fasern und die Wassereinlagerungen führen unter anderem durch die Wirkung des Proteohormons Relaxin zu einer Streckung der elastischen Fasern und damit generell zur Auflockerung im Bindegewebe. Neben deutlichen Veränderungen diverser anderer Parameter steigt parallel dazu der Kortisolspiegel im Laufe der Schwangerschaftswochen (SSW) aufgrund verminderter Clearance auf das 10-Fache seines Ausgangswertes an.

Schon zu Beginn ihrer Schwangerschaft stellen daher einige Frauen fest, dass wohlbekannte Verspannungen plötzlich weg sind oder sich bestehende entzündliche Erkrankungen abschwächen und sie sich schmerzfrei fühlen. Andererseits können aber auch beispielsweise Varizen an den unteren Extremitäten auftreten, deren Entstehung natürlich durch die beschriebenen Veränderungen im Bindegewebe und die Druckverhältnisse im Becken ebenfalls stark begünstigt werden. Der gesamte Halte- und Stützapparat der Frau erfährt also eine hormonell bedingte und notwendige „Aufweichung", einhergehend mit einer deutlichen Gewichtszunahme und Schwerpunktverlagerung sowie massiven Umstellungen auf körperlicher und psychischer Ebene [7], [3].

Nach der Entbindung muss sich der Körper der Mutter an den nun erneut stark veränderten Schwerpunkt anpassen, das ventrale „Gegengewicht" zu der vor allem im letzten Trimenon rückwärtigen Schwerpunktverlagerung fehlt plötzlich [6]. Allein durch die Geburt verliert die Mutter ca. 4–5 kg an Gewicht (Kind ca. 3 500 g; Fruchtwasser ca. 800–1000 ml, Plazenta ca. 800 g), hinzu kommt noch ein Gewichtsverlust durch das sukzessive Ausschwemmen der Wassereinlagerungen. Diese statischen Veränderungen bedeuten eine Änderung der Anforderungen und Mehrarbeit für die teils atrophierte stammnahe Stütz- und Haltemuskulatur, die durchaus ihren Einfluss auf die oberen Wirbelsäulenabschnitte haben kann.

Meiner Meinung nach ist der hormonellen Rückumstellung nach der Entbindung und den entsprechenden **Gewebeverän-**

derungen im Sinne einer wieder einsetzenden Straffung in Kombination mit dem **intraabdominalen Volumen- und damit Stützverlust** ein viel größerer Beitrag zum Entstehen von Verspannungen und Blockaden in der oberen BWS, der HWS und der Muskulatur zuzuschreiben als dem muskulären Ausgleich des neuen Schwerpunktes [4].

Im Laufe der Schwangerschaft kommt es zu einer zunehmend fortschreitenden Veränderung der Beweglichkeit des Mediastinums mit seinen inneliegenden Strukturen (Herz und Perikard, Trachea und Lungenhilus, Nerven und Gefäße). Diese betrifft vor allem seine rhythmische atemabhängige kraniokaudale Ausdehnung, da das Zwerchfell aufgrund des hohen intraabdominalen Drucks immer weiter nach kranial drängt und somit die kranialen und kaudalen Anheftungen des Mediastinums einander annähert. Physiologischerweise ist davon auszugehen, dass es zu einer Anpassung der elastischen und kollagenen Fasern des Mediastinums kommt und dieses tatsächlich „kürzer" wird [5].

Nach der Geburt des Kindes fehlt den Oberbauchorganen bzw. dem Zwerchfell nun der Druck oder die Stütze von unten. Den Magen betreffend ist dies oft eine Erlösung – lästiges Sodbrennen und Unwohlsein sind schlagartig vorbei. Etwas anders stellt sich die Situation insbesondere bei der schweren Leber dar. Das blutgefüllte parenchymatöse Organ hat ein Gewicht von 1500 g oder mehr und folgt nun der Schwerkraft nach unten. Hier gilt es, wie für alle Bauchorgane, zu beachten, dass neben dem stützenden schwangeren Uterus nun auch die normalerweise nach ventral Halt gebende Bauchwandmuskulatur atrophiert ist, die Bauchwand selbst und natürlich der Beckenboden noch stark gedehnt sind. Der Tendenz der Organe, sich nach einer Schwangerschaft abzusenken, wird dadurch zusätzlich Raum gegeben.

Viele Frauen beschreiben ihr Körpergefühl beim ersten Aufstehen nach einer Entbindung mit einem großen Loch im Bauch. Das Aufrichten des Körpers und das Bewegen des Zwerchfells im Sinne einer abdominalen Atmung fallen ihnen schwer, und die Frauen verspüren den Drang, sich etwas vornüberzubeugen, sich quasi über dem leeren Bauch einzurollen – also für die Oberbauchorgane wieder eine Struktur zum „Drauflegen" zu finden. Unangenehm ist das Aufrichten deshalb, weil gerade die schwere Leber über ihre dorsokraniale Aufhängung einen Zug über das Zwerchfell auf das Mediastinum überträgt [1]. Dieses wiederum überträgt Zug auf seine Aufhängungen, wie hier dargestellt (▶ Abb. 5.1).

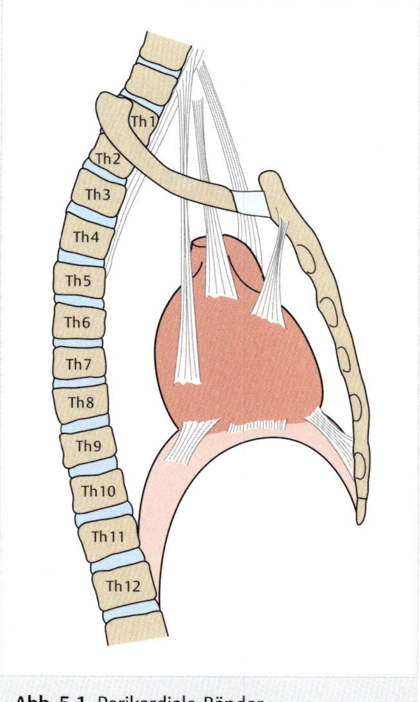

Abb. 5.1 Perikardiale Bänder.

Kontinuität zwischen Zwerchfell, Wirbelsäule und Schädel – Anheftungspunkte Mediastinum, perikardiale Ligamente

- phrenoperikardiale Bänder, Anheftung des Perikards auf dem Diaphragma
- superiore sternoperikardiale Bänder [3] [13] und deren Fortsetzung in das tiefe Blatt der prätrachealen Faszie und somit bis zum Hyoid
- inferiore sternoperikardiale Bänder
- vertebroperikardiale Bänder, die in die Prävertebralfaszie übergehen von C 6–Th 4, Verbindung bis zur Linea nuchae, zum Mastoid, zur Fascia masseterica und zur Mandibula sowie zur Fascia pharyngobasilaris (Tuber pharyngeum, inferiore Fläche des Pars petrosa des Os temporale)

Das Gleiche geschieht bei einer Kontraktion und Absenkung des Zwerchfells, wie es nun wieder möglich ist. Vegetative Reaktionen, z. B. aufgrund einer Reizung des Grenzstrangs oder Zug auf die großen thorakalen Blutgefäße (V. cava, Aorta, Pulmonalgefäße etc.) oder Perikard liegen nahe. Wir beobachten deshalb häufig ein unbewusstes inkomplettes Aufrichten der Frau und ein Verharren im Atemmuster des letzten Trimenons mit dem Unterschied, dass das Zwerchfell nun im Hochstand fixiert wird und keine Nötigung mehr von kaudal erfährt. Ein vollständiges Aufrichten oder gar eine Extension der BWS und das Absenken des Zwerchfells, sei es nun durch die Schwerkraft der Organe oder durch eine abdominale Atmung, bringen eine deutliche Spannung in die supradiaphragmal gelegenen Strukturen. Neben diesen mechanischen Aspekten sorgt die parallel hormonell bedingte postpartale Straffung des Bindegewebes für eine Verstärkung dieser Spannungsverhältnisse.

Aus der osteopathischen Praxis

Für die hormonell bedingte Straffung der bindegewebigen Strukturen sprechen auch Fälle aus der osteopathischen Praxis, bei denen Frauen behandelt wurden, die jahrelang sogenannte Dreimonatsspritzen oder subkutane Hormonpräparate zur Empfängnisverhütung erhalten hatten, diese dann absetzten und mit den darauffolgenden Beschwerden in einer osteopathischen Praxis vorstellig wurden. Die verabreichten Medikamente mit hormonähnlicher Wirkung schaffen im Gewebe ähnliche Bedingungen wie während einer Schwangerschaft. Nach dem Absetzen der Kontrazeptiva bauten sich plötzlich Symptome auf, die auf eine Tonuszunahme des Gewebes schließen lassen. Sie reichen von Kopfschmerzen über Schwindel und Ohrgeräusche, Nachlassen der Sehstärke bis hin zu Muskelschmerzen, Verspannungen und Blockaden.

Es ist davon auszugehen, dass es neben der eigentlichen spannungsbedingten Bewegungseinschränkung in den Segmenten der Wirbelsäule auch zu reflektorischen Tonuserhöhungen im Sinne der viszerovertebralen oder vertebrovertebralen Reflexe der assoziierten Muskulatur entsprechend den Zervikal- und Thorakalsegmenten kommt. Dazu zählen sowohl die thorakalen und vertebralen Muskeln als auch die des Schulter-Nacken-Bereiches.

5.4.2 Stillende Mütter

Innervation der Brustdrüse

Innervation Mamma

Die sensiblen Informationen der Brustdrüse und der Haut über der Brustdrüse gelangen über Rr. glandulares und Rr. cutanei laterales aus den R. cutanei laterales et anteriores der Interkostalnerven 2–6 nach zentral. Ebenso über sensible Hautäste aus den Nn. supraclaviculares des Plexus brachialis (C 3/C 4). Zusammen mit den Ästen der Interkostalnerven gelangen autonome Nerven zu den glatten Muskelzellen der Mamillenregion. Postganglionäre Fasern des thorakalen sympathischen Grenzstrangs verlaufen mit den Interkostalnerven und den Blutgefäßen in die Brustdrüse zwecks Innervation der glatten Muskulatur des Drüsenkörpers, der Blutgefäße und der Mamille. Sensorische Anteile des Sympathikus finden sich in den Wänden der großen Milchgänge sowie in den Schweißdrüsen und Haarfollikeln des Warzenhofs. Parasympathische sekretorisch-motorische Fasern lassen sich in der Brustdrüse nicht nachweisen.

Der Milcheinschuss kurz nach der Geburt des Kindes stellt für die zwar vorbereitete Brust in den meisten Fällen dennoch eine starke Belastung dar. Die Beanspruchung des Drüsen- und Bindegewebes in der Mamma, nicht zuletzt durch die Gewichts- und Volumenzunahme, ist hoch und für viele Frauen primär mit Schmerzen verbunden. Zudem stellt das anfängliche Saugen des Neugeborenen an der Mamille einen teils enorm starken Schmerzreiz dar und die mechanische Belastung führt oftmals zu Verletzungen und Entzündungen. Solche von der Brustdrüse ausgehenden Schmerzen werden entsprechend dem Verlauf der sensiblen Nerven in der gesamten Thoraxwand, dem Rücken, über dem Schulterblatt, im Nacken und in der Medialseite des Armes empfunden. Die reflektorische Tonuserhöhung der assoziierten Muskulatur der Segmente C 3/4 bis zu Th 6 erscheint logisch. Es gilt zu bedenken, dass der hohe Tonus der Muskeln der Thoraxwand, denen die Mamma aufsitzt, eine Stauung in den venösen und lymphatischen Abflüssen und damit die Entstehung einer Mastitis eventuell begünstigt.

Auf der psychosomatischen Ebene kann die manchmal aufkommende angstvolle Erwartungshaltung der Mutter vor dem nächsten Anlegen des Säuglings die Situation zusätzlich befeuern. Das mündet leider oft in einem Teufelskreis, der zum raschen Abstillen des Säuglings führt.

Zirkulation

Die zunehmenden Spannungsverhältnisse in Thorax und Zwerchfell begünstigen auch die Entstehung zirkulatorischer Probleme, die sich in Form von Schmerzen der BWS und LWS, des CTÜ und der HWS, der Schulter-Nacken-Muskulaturund auch des Kopfes zeigen können.

Wie bereits in Kap. 2.4.3 erläutert, spielen hier die venösen und lymphatischen Drainagewege in und um die Wirbelsäule, ihre Einbettung in fasziale und muskuläre Strukturen des Thorax und dadurch bedingte mögliche Stauungsphänomene eine entscheidende Rolle. Die Wiederherstellung und der Erhalt der Qualität und Beweglichkeit und damit der Abbau von Stauungen der Gewebe sind primäre Lösungsansätze (▸ Abb. 5.2, ▸ Abb. 5.3).

5.4.3 Physische und psychische Belastungen

Zuletzt möchte ich erwähnen, dass die Schulter-Nacken-Schmerzen, die Verspannungen und schmerzhaften Bewegungseinschränkungen der oberen BWS, des CTÜ und der HWS auch vom Herumtragen des Säuglings oder von statischen Stillhaltungen herrühren können. In der Wahrneh-

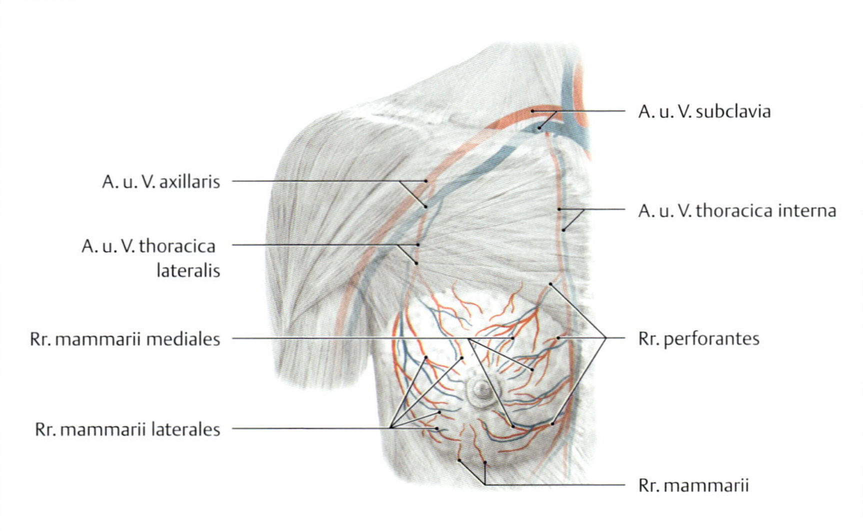

Abb. 5.2 Der venöse und lymphatische Abfluss der Mamma durch die Thoraxwand kann durch hohe muskuläre und fasziale Spannung erschwert sein. (Schünke M, Schulte E, Schumacher U. Prometheus. LernAtlas der Anatomie. Allgemeine Anatomie und Bewegungssystem. Illustrationen von M. Voll und K. Wesker. 4. Aufl. Stuttgart: Thieme; 2014: 211)

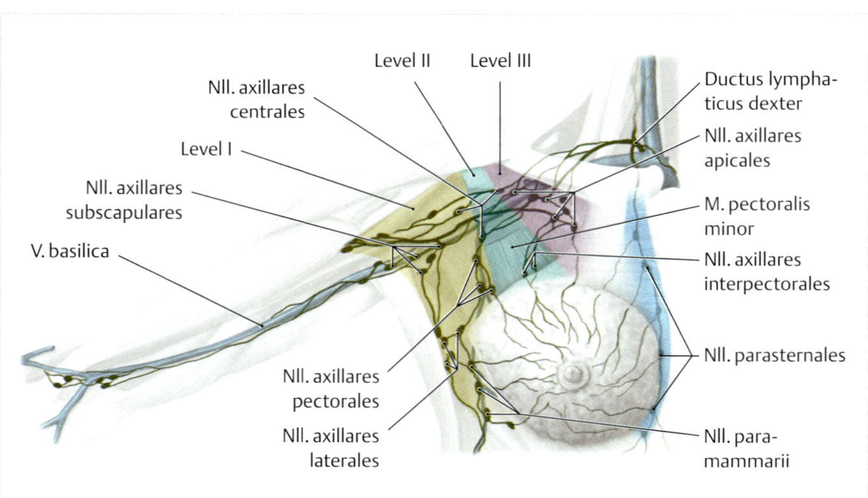

Abb. 5.3 Lymphgefäßsystem der Brustdrüse. (Schünke M, Schulte E, Schumacher U. Prometheus. LernAtlas der Anatomie. Allgemeine Anatomie und Bewegungssystem. Illustrationen von M. Voll und K. Wesker. 4. Aufl. Stuttgart: Thieme; 2014: 211)

mung der jungen Mütter besteht hier ein direkter Zusammenhang. Tatsächlich ist dieser jedoch oft nur ein Auslöser oder teilweiser Beitrag zur Entstehung der Beschwerden.

Die körperlichen Beschwerden sind auch ein Ausdruck des in der Neugeborenen- und Säuglingszeit gestörten Tag-Nacht-Rhythmus mit teils erheblichem Schlafmangel für die Mütter, die generelle Umstellung im Leben der Mütter bzw. Eltern, das neben der Freude über das Kind auch von Ängsten, Sorgen und Unsicherheiten begleitet ist.

5.5 Zusammenfassung

Die Tatsache, dass viele Frauen schon in der Schwangerschaft die osteopathische Praxis aufsuchen, ermöglicht, sowohl durch Behandlung als auch Aufklärung vorzubeugen und den späteren Zugang für eventuell auftretende Probleme aufzuzeigen. Das Verständnis eines jeden Patienten für die Ursachen von Schmerzen oder anderweitigen Problemen ist ein grundlegender Pfeiler für ein zielführendes Miteinander und einen Behandlungserfolg. Der in einer solchen einmaligen Lebensphase, wie der Neugeborenen- und Säuglingszeit, die möglichst unbelastet sein sollte, einen umso höheren Stellenwert hat.

Ursachen (▸Abb. 5.4) für postpartale Schmerzen, Bewegungseinschränkungen und Blockierungen:

- Gewebestraffung postpartal
- generelle Ptoseneigung der Bauchorgane
- viszerovertebrale Reflexe
- Zugübertragung auf Ligamente und Aufhängungen der Organe
- Zwerchfellhochstand fixiert
- „verkürztes“ Mediastinum und perikardiale Bänder mit Zugübertragung auf alle Anheftungspunkte
- Reizung Vegetativum
- laktierende/schmerzhafte Mamma mit reflektorischen Reaktionen in der Muskulatur des Thorax, mit evtl. folgender Stauung des venösen und lymphatischen Abflusses durch die Thoraxwand, Fascia thoracica
- Tragen des Säuglings, schlaflose Nächte, Umstellung der Lebenssituation

Überblick Grundlagenwissen

- Anatomie Thorax, Mediastinum, Zwerchfell
- Schwangerschaft, hormonelle Gegebenheiten, Statik, Umstellung postpartal und Gewebereaktion
- Zirkulation

Literatur

[1] Barral J-P. The Thorax. 5. Aufl. Seattle: Eastland Press; 2004

[2] Bässler R. Pathologie der Brustdrüse. In: Doerr W, Seifert G, Uehlinger E. Spezielle pathologische Anatomie, Bd. 11. Berlin: Springer; 1978

[3] Behrends JC et al. Duale Reihe Physiologie. 2. Aufl. Stuttgart: Thieme; 2013

[4] Bouchet A, Cuillerert J. Anatomie 2, le cou et le thorax. 2. Aufl. Paris: Simep/Masson; 1991

[5] Finet G, Williame C. Treating visceral dysfunction. Portland: Stillness Press; 2000

[6] Guimberteau J-C, Armstrong C. Faszien. Berlin: KVM MedizinVerlag; 2016

[7] Heller A. Nach der Geburt – Wochenbett und Rückbildung. 2. Aufl. Stuttgart: Thieme; 2015

[8] Hinghofer-Szalkay H. Praktische Physiologie. 3. Aufl. Berlin: Blackwell; 1994

[9] Jaschke RT. Lehrbuch der Geburtshilfe. 5. Aufl. Berlin: Springer; 1950

[10] Von Lanz T, Wachsmuth W. Praktische Anatomie, 2. Bd, Teil 6. Berlin: Springer; 1993/2004

[11] Müller LR. Lebensnerven und Lebenstriebe. 3. Aufl. Berlin: Springer; 1931

[12] Pfleiderer A, Breckwoldt M, Martius G. Gynäkologie und Geburtshilfe. 3. Aufl. Stuttgart: Thieme; 2000

[13] Popa GT, Lucinescu E. The mechanostructure of the pericardium. Journal of Anatomy, Oct. 1932

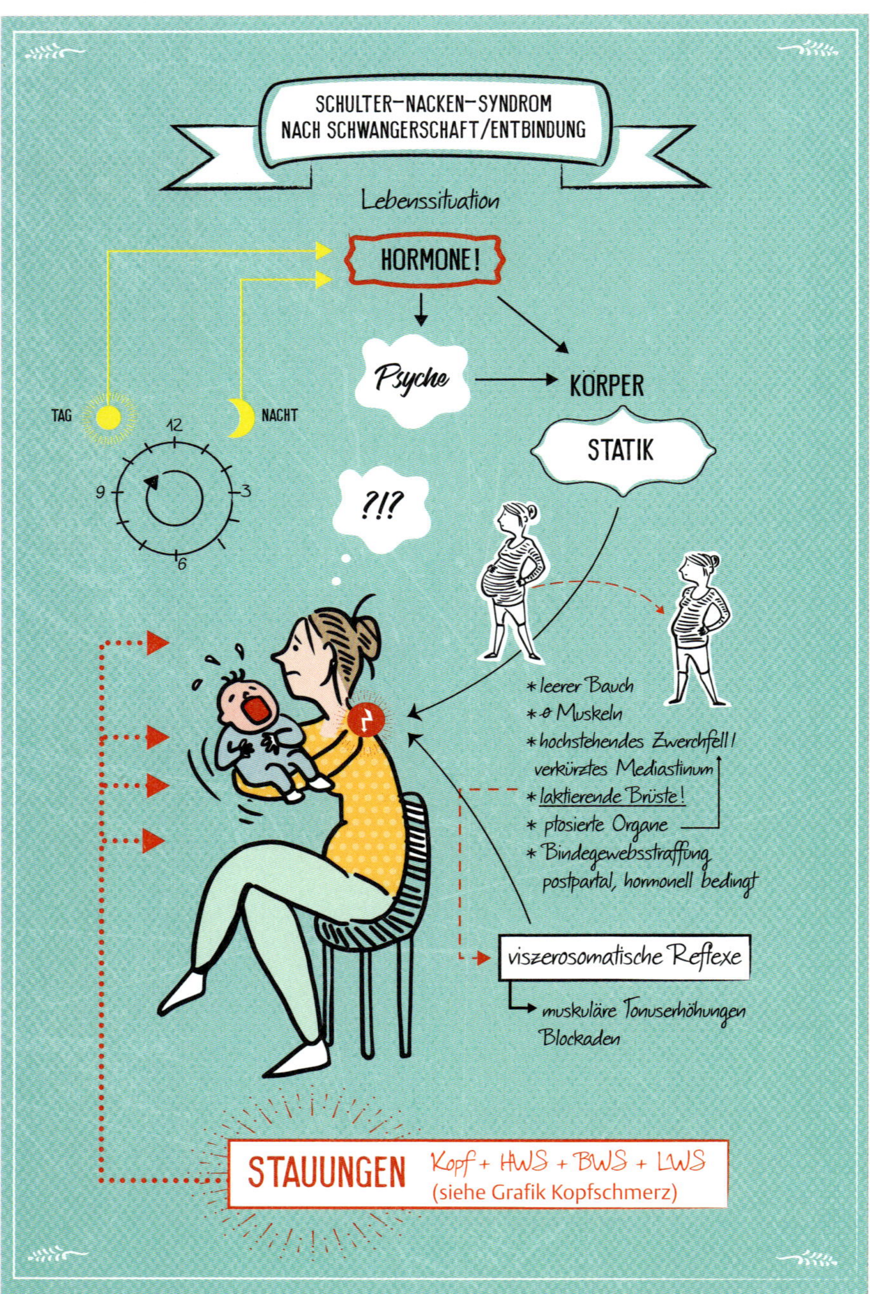

Abb. 5.4 Zusammenfassung der Einflüsse bei Schulter-Nacken-Syndrom nach Schwangerschaft/Entbindung.

Teil 6

Obstipation

6 Obstipation

6.1 Einleitung

Die Obstipation, auch als Verstopfung oder Konstipation bezeichnet, stellt keine eigene Krankheit, sondern ein näher zu beleuchtendes Beschwerdebild dar. Sie ist, obwohl einige Gründe absolut dem neuzeitlichen Lebensstil zuzuordnen sind, ein bereits aus der Antike bekanntes Problem. Gekennzeichnet sind die Beschwerden durch eine erniedrigte Stuhlfrequenz (in der Regel weniger als 3-mal pro Woche). Die Defäkation ist erschwert und oftmals nur durch Pressen zu ermöglichen, geht aufgrund eines festen Stuhls mit Schmerzen einher und hinterlässt bei den Betroffenen das Gefühl einer unvollständigen Darmentleerung.

Unterteilt wird die Obstipation in **akut** und **chronisch**. Eine weitere ätiologische Differenzierung der Obstipation stellt die **kologene** und **anorektale** dar, wobei Erstere den gestörten Transport durch den Dickdarm, Zweitere die Störung des Entleerungsprozesses umfasst.

Oft wird die Diagnose durch die Betroffenen selbst gestellt. Viele Betroffene behelfen sich im besten Falle mit ballaststoffreicher Nahrung und Umstellung einiger Lebensgewohnheiten, aber auch mit unzähligen in den Apotheken frei verkäuflichen Abführmitteln.

6.2 Fakten

6.2.1 Definition

Obstipation kennzeichnet die erschwerte und weniger als 3-mal wöchentliche Darmentleerung.

6.2.2 Symptome

- Stuhlgang bleibt über 4 Tage und mehr aus, dies über mehr als 3 Monate (bei chronischer Obstipation)
- starkes Pressen bei Stuhlgang erforderlich
- Gefühl der unvollständigen Darmentleerung

6.2.3 Betroffenes Organ/ Körperregion

- Dickdarm
- Rektum
- Beckenboden

6.2.4 Verdachtsdiagnose

- Obstipation
- Konstipation
- Verstopfung

6.2.5 Wichtige Differenzialdiagnosen mit ähnlicher Symptomatik

Geht eine akute Obstipation mit starken Bauchschmerzen, aufgeblähtem oder angeschwollenem Abdomen einher, ebenso mit Koterbrechen und Schocksymptomatik, kann es sich um einen akuten Darmverschluss handeln, der sofortiger medizinischer Intervention bedarf.

6.3 Physiologie

Zum Verständnis der sehr häufigen Funktionsstörungen des Darmes ist eine Vorstellung von den anatomischen und physiologischen Grundlagen der Darmmotilität erforderlich. Die normale Funktion des Verdauungstrakts basiert auf einer komplexen Interaktion von Mobilität und Motilität, Innervation, Hämodynamik und Mikrozirkulation. Auch exokrine und endokrine Sekretion spielen ebenso wie immunkompetente Zellen eine Rolle.

Der Dickdarm ist für den Transport, den weiteren Aufschluss und die Eindickung des Chymus zuständig. Bis zu 5 Liter Wasser pro Tag folgen per diffusionem den aktiv resorbierten Na^+-Ionen durch die Darmwand. Eine hohe Konzentration an Kolibakterien (10^{10} Bakterien/g Faeces) gewährleistet den Aufschluss und Abbau von Zellulosebestandteilen der Nahrung. Im Dickdarm überwiegt eine nichtpropulsive Motilität in Form von für das Kolon typischen ringförmigen Kontraktionen. Diese wechselnde Segmentierung des Kolons wird äußerlich durch die Bildung der nicht ortsständigen Haustren sichtbar. Die Haustren sind in der Lage, das Lumen des Darmes zu verschließen. Für das Vorwärtsbewegen des Darminhaltes spielt die segmentale Kontraktion kaum eine Rolle, hierfür sind vielmehr die 3–4-mal pro Tag vorkommenden Massenbewegungen und die Peristaltik verantwortlich. Lediglich die Geschwindigkeit des Transports wird durch die segmentalen Einschnürungen beeinflusst. Kommt es also zu einer starken Haustrierung, kann dies zu hohen intraluminalen Drücken und geringerer Vorwärtsbewegung führen und durchaus mit Obstipation in Zusammenhang gebracht werden. Hier spielen auch die schnell aktivierbaren intestino-intestinalen Hemmreflexe eine Rolle. Sie verlaufen über die prävertebralen Ganglien und bewirken, dass die starke Dehnung oder die Obstruktion eines Darmabschnittes zur Hemmung der motorischen Aktivität des unmittelbar proximal gelegenen Abschnittes führt. Somit wird übermäßige Belastung oder gar Berstung vermieden.

Für den Transport Richtung Mastdarm ist die Peristaltik zuständig, die durch hauptsächlich im Colon transversum situierte Schrittmacherzentren gesteuert wird. Sogenannte Cajal-Zellen, die ein Netzwerk zwischen Längs- und Ringmuskulaturschicht bilden, initiieren langsame Potenzialwellen, die Slow Waves. Diese unterschwelligen Depolarisationen übertragen sich auf die Muskelzellen. Im Kolon beträgt die Frequenz dieser Slow Waves ca. 8/min. Überschreitet die Depolarisation durch Wanddehnung oder hormonelle Einflüsse (z. B. gastrokolischer Reflex) einen bestimmten Schwellenwert, kommt es zu einer Abfolge von Ca^{2+}-gesteuerten Spike-Potenzialen, deren höhere Frequenz zu mehr oder weniger starken Kontraktionen der Darmwandmuskulatur führen. Diese bereits erwähnten Massenbewegungen überlagern die peristaltischen Wellen und sind durch die gleichzeitige Kontraktion mehrerer hintereinanderliegender Haustren gekennzeichnet, die vom Zäkum Richtung Sigma fortschreitet. Die kontrahierten Darmabschnitte erscheinen hierbei als glattes Rohr und der Inhalt wird als Säule in den nächsten Abschnitt geschoben, sodass erneut eine Massenbewegung Richtung Rektosigmoid folgen kann.

Die zunehmende Füllung des Rektums wird über Dehnungsrezeptoren in der Rektumwand registriert und führt zur reflektorischen Relaxation des M. sphincter ani internus, der seinen Ruhetonus sonst über sympathische Efferenzen aufrechthält. Durch seine Relaxation füllt sich nun der obere Analkanal, was das Gefühl von Stuhldrang vermittelt und zu einem Tonusanstieg des M. sphincter ani externus führt. Kommt es zur willentlich gesteuerten Defäkation, also zum bewussten Entspannen des externen Sphinkters, erschlafft reflektorisch die Beckenbodenmuskulatur, das Rektosigmoid kontrahiert ebenfalls reflektorisch und der Stuhl wird abgesetzt. Wird die Defäkation willentlich verhindert und der externe Sphinkter weiterhin angespannt, kontrahiert sich auch der interne Sphinkter wieder und es kommt zur Anpassung des Rektums an sein gestiegenes Volumen.

6.3.1 Beteiligung des enterischen Nervensystems (ENS)

Das enterische Nervensystem besteht aus Tausenden miteinander über Neuronenkreise verknüpften Ganglienzellen, die sich in der Mehrzahl zwischen der äußeren längs- und der inneren Ringmuskulatur

(Plexus myentericus), in geringerer Zahl auch in der Submucosa (Plexus submucosus) finden. Sie arbeiten als weitgehend unabhängiges inneres vegetatives System, unterliegen aber den Einflüssen des äußeren vegetativen Nervensystems, werden also von Sympathikus und Parasympathikus übergeordnet moduliert (▶ Abb. 6.1).

Das ENS steuert die Motorik (vorwiegend über den Plexus myentericus) und den Elektrolyt- und Flüssigkeitsstrom in der Darmwand (Plexus submucosus).

Die Nervenfasern der efferenten parasympathischen Neuronen enden an erregenden oder hemmenden Neuronen des ENS. Die des Sympathikus meist an den Perikaryen des ENS, deren adrenerge Fasern an die glatten Muskelzellen führen und inhibitorisch wirken. Es gibt keinen direkten Kontakt der zentralnervösen efferenten Bahnen zu den Muskelzellen des Darmes. Bis zum Cannon-Böhm-Punkt übernimmt die parasympathische Versorgung der kraniale Anteil des Parasympathikus über die Nn. vagi und den Plexus oesophagealis und Plexus coeliacus und die prävertebralen Ganglien. Die Umschaltung erfolgt größtenteils intramural. Bei Reizung des N. vagus kommt es u. a. zur Peristaltiksteigerung, zu einer Zunahme der Durchblutung und zur Sekretionssteigerung in den Drüsen (▶ Abb. 6.2).

Ab dem Cannon-Böhm-Punkt übernimmt der sakrale Parasympathikus. Dessen Neurone haben ihren Ursprung im Nucleus intermediomedialis der Seitensäule des Rückenmarks von S 1–S 3/4. Von dort aus ziehen sie über die Vorderwurzel nach außen und bilden die Nn. splanchnici pelvini (erigentes). Seitlich des Rektums ziehen sie an der Beckenwand nach ventral und erreichen dort den Plexus hypogastricus inferior, in dessen Ganglienzellen sie teilweise auf das postganglionäre Neuron umgeschaltet werden und danach Sigmoid und Rektum versorgen. Einige Fasern ziehen auch zum Plexus hypogastricus superior (Plexus mesentericus inferior), werden hier umgeschaltet und innervieren dann Sigmoid und distales Kolon. Werden die

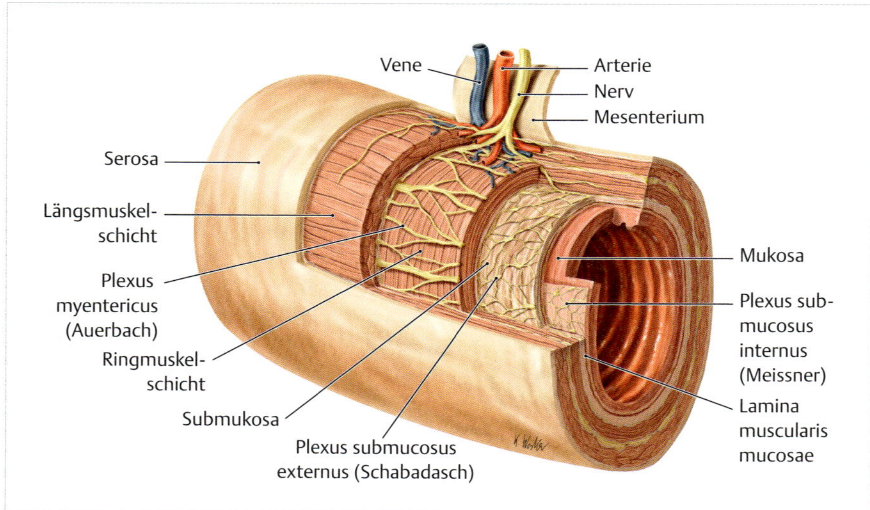

Abb. 6.1 Schichtweiser Aufbau der Darmwand mit Blutgefäßen, Nerven und enterischem Nervensystem (ENS). (Schünke M, Schulte E, Schumacher U. Prometheus. LernAtlas der Anatomie. Innere Organe. Illustrationen von M. Voll und K. Wesker. 4. Aufl. Stuttgart: Thieme; 2014: 73)

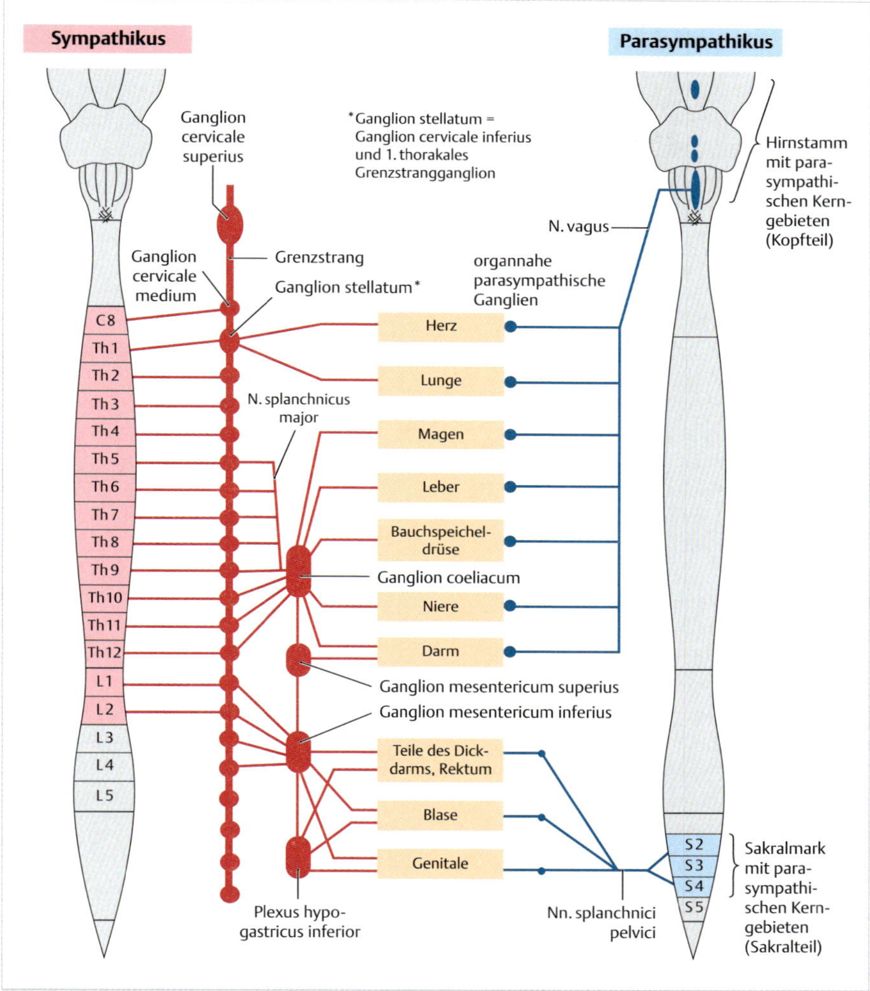

Abb. 6.2 Die vegetative Innervation der Organe erfolgt sympathisch aus den zugehörigen Segmenten des Rückenmarks über den Grenzstrang und parasympathisch aus dem Hirnstamm (N. vagus) und dem Sakralmark. (Schünke M, Schulte E, Schumacher U. Prometheus. LernAtlas der Anatomie. Innere Organe. Illustrationen von M. Voll und K. Wesker. 4. Aufl. Stuttgart: Thieme; 2014: 70)

Nn. splanchnici pelvini gereizt, kommt es zur Peristaltik der unteren Kolonabschnitte und des Rektums mitsamt Defäkation, zur Sekretionssteigerung der Darm- und Geschlechtsdrüsen, Harnentleerung, Erektion und weiteren parasympathischen Effekten.

Die sympathische Versorgung aus der Seitensäule der Segmente Th 12–L 2 erfolgt über die Nn. splanchnici thoracici und Nn. splanchnici pelvici zum Plexus mesentericus superior und Plexus mesentericus inferior (Plexus hypogastricus superior). Die Reizung der sympathischen Fasern führt zu Hemmung der Peristaltik, Minderung der Durchblutung und der Sekretion sowie zur Tonuserhöhung u. a. des Sphincter ani internus [10]. Es ist also durchaus vorstellbar, dass ein chronisch zentralnervös bedingter, erhöhter Sympathikotonus eine Obstipation oder auch eine Pseudoobstruktion des Dickdarms unterhalten kann.

Alle diese Nerven verlaufen parallel zu den Arterien an der Darmwand. Die Afferenzen werden ebenso über diese vegetativen Nerven nach zentral entweder zu den Perikaryen der vegetativen Ganglien oder zu den Perikaryen der zugehörigen Rückenmarkssegmente geleitet. Entsprechend den viszerovegetativen und viszerosomatischen Reflexen sind sie so in der Lage, auf die Efferenzen äußerer vegetativer und somatischer Nerven einzuwirken. Sind retroperitoneal gelegene Dickdarmabschnitte von Schmerzen betroffen, werden diese Afferenzen aber auch über lokale segmentale Nervenäste des somatischen Systems nach zentral vermittelt und können daher als somatischer Schmerz in Erscheinung treten.

Ist das Colon transversum dysfunktional oder erkrankt, werden mögliche Schmerzen in der Bauchmitte bis kurz oberhalb der Symphyse und im Rücken bis in den linkshypochondrischen Raum empfunden. Schmerzen des Colon descendens und des Simoid zeigen sich eindeutig linksseitig und sind den Segmenten Th 9–L 1 zugeordnet. Beim Colon descendens kann ein Schmerz auch das 2. und 3. Lumbalsegment betreffen und somit auf die Oberschenkelvorderseite ausstrahlen.

6.3.2 Nerven im Beckenboden

Die Rr. musculares der Nn. sacrales III–V innervieren nach Verlassen des Plexus pudendus den M. levator ani und M. coccygeus motorisch.

Der N. pudendus S 2–S 4 zieht zusammen mit den Vasa pudenda interna durch das Foramen infrapiriforme, dann bogenförmig um die Spina ischiadica und das Lig. sacrospinale durch das Foramen ischiadicum minus in die Fossa ischiorectalis. Hier liegt er dann in einer Duplikatur der Fascia obturatoria auf dem M. obturator internus. Er versorgt motorisch den M. sphincter ani externus, die M. transversus perinei superficialis et profundus, den M. ischiocavernosus und den M. bulbospongiosus sowie sensibel die Haut von Anus und Damm, Penis, Skrotum, Labien und Klitoris. Da er nicht nur neurovegetativ, sondern auch mechanisch über die Verbindungen und Fixationen das Funktionieren des Darmes beeinflusst werden kann, ist es wichtig, diese Strukturen zu kennen.

6.3.3 Aufhängungen und Fixationen

Der Dickdarm gliedert sich in folgende Abschnitte: Zäkum, Colon ascendens, Colon transversum, Colon descendens, Colon sigmoideum und Rektum.

Zäkum

Das 6–7 cm lange Zäkum liegt bei der Mehrzahl der Menschen intraperitoneal im rechten Unterbauch. Es ist über einen mesenterialen Zügel am ilieocaecalen Übergang fixiert und nach kranial am sekundär retroperitoneal gelegenem Colon ascendens. Kommt es nach Abschluss der Darmrotation größtenteils sekundär retroperitoneal zum Liegen, so ist es über peritoneale Falten am Peritoneum parietale befestigt, bei intraperitonealer Lage über sein Mesenterium.

Lane-Membran: Inkonstante Mesenterialmembran zwischen Peritoneum parietale der Fossa iliaca dextra und dem Zäkum – eine mögliche Ursache schmerzhafter Irritationen am Zäkum.

Colon ascendens und Flexura coli dextra

Das Colon ascendens verläuft sekundär retroperitoneal vom rechten Unterbauch und ventraler Lage nach kraniodorsal unter den rechten Leberlappen lateral der Gallenblase und weist Längen von 10–25 cm auf. Die Flexur befindet sich ventral des oberen Pols der rechten Niere, kann aber weiter kaudal auf der peritonealen Kapselwand der Niere liegen. Der Winkel, den die Flexur zwischen Colon ascendens und transversum bildet, hat ein Maß von 60–80 Grad.

Das sekundär retroperitoneal gelegene Colon ascendens geht an der Flexur in das intraperitoneale Transversum über, daher ist die Fixierung der Flexur über peritoneale Züge von großer Bedeutung. Ein sogenanntes Lig. hepatocolicum kann als Peritonealstruktur vom rechten Rand des Omentum minus über Querkolon und Leber bis zur Ventralseite der Flexur reichen. Das Lig. cysticoduodenocolicum fixiert als Verlängerung des Omentum minus die Flexur nach medial. An die peritoneale Abdeckung der Niere und der Zwerchfellunterseite wird die Flexur über die Ligg. renocolicum und phrenicocolicum dextrum fixiert. Allerdings sind diese Bänder in Teilen inkonstant, sodass die Flexur auch sehr mobil sein kann.

Jackson-Membran: Eine das Colon ascendens von beiden Seiten fixierende derbe fibrovaskuläre Peritonealstruktur, deren Genese unklar ist und zur deutlichen Bewegungseinschränkung des Colon ascendens führt und dessen Lumen einschränken kann.

Es können auch kaudale Anteile des Omentum majus mit dem Kolon verwachsen, diese werden dann als **interkolische Membranen** bezeichnet.

Colon transversum

Der variabelste Teil des Kolons ist das Colon transversum. Es ist über das Mesocolon transversum nach dorsal fixiert. In der Mitte des intraperitoneal liegenden Querkolons kann es eine Länge (dorsal-ventral) von 25 cm haben und das Kolon somit bis ins kleine Becken „hängen" lassen. In der Regel sind es jedoch ca. 15 cm.

Auf der rechten Seite beginnt es medial der Flexura dextra als sehr kurzes Meso, überquert dann ventral die Pars descendens des Duodenums und den Pankreaskopf in dessen Mitte. Dann steigt die Anheftung entlang des unteren Randes von Korpus und Schwanz des Pankreas nach links an auf die Ventralseite der linken Niere. Über das Lig. mesocolicosplenicum hat es nach kranial Anschluss an das Lig. phrenicosplenicum und weiter lateral das Lig. phrenicocolicum sinistrum. Kaudal kommt es zu einer flächigen Kontinuität mit dem Mesocolon descendens.

Flexura coli sinistra und Colon descendens

Die linke Flexur befindet sich unter der Milz und ventral oder leicht lateral der linken Niere. Sie bildet einen Winkel von 40–50 Grad und weist große Schwankungen bezüglich ihrer Höhe auf (6. Rippe bis linke Fossa iliaca!).

Das Colon descendens liegt sekundär retroperitoneal und ist nach laterodorsal in seinem gesamten Verlauf an der Bauchhöhlenwand fixiert. Der Übergang in das intraperitoneale Colon sigmoideum beginnt auf Höhe der Fossa iliaca. Das Mesosigmoid ist in 2 Abschnitte unterteilt. Der erste zieht nach medial und leicht kranial und überkreuzt an der Umkehrstelle zum zweiten Abschnitt in seinem Verlauf Richtung kaudal die Vasa iliaca communia und den linken Ureter. Das Sigmoid geht dann auf Höhe des 2. oder 3. Sakralwirbels in das Rektum über. Das Colon transversum und das Sigmoid sind von allen Dickdarmabschnitten die anpassungsfähigsten.

Rektum

Das Rektum liegt im hinteren Abschnitt der viszeralen Loge des subperitonealen Raumes im Becken, hat kein Mesenterium und ist mit dem Beckenboden verbunden. Seitlich wird diese Loge von bindegewebigen Blättern begrenzt, die vom Pubis bis zum Sakrum ziehen und Blase, Vagina, Uterus, Prostata und Rektum einfassen (▶ Abb. 6.3).

Der Raum hinter dem Rektum wird durch die präsakrale Aponeurose begrenzt, die dem Sakrum und dem Kokzys aufliegt und Verbindung zum M. piriformis und M. coccygeus hat. Nach kranial öffnet sich dieser Raum in das Retroperitoneum, deswegen wird auch von einer retroperitonealen Lage des Rektums gesprochen. Vom Peritoneum ist nur der ventrale Teil des Rektums bedeckt. Ausgefüllt mit Fett- und lockerem Bindegewebe finden sich im retrorektalen Raum der sakrale Grenzstrang, der Plexus praesacralis und Blutgefäße (A. sacralis mediana).

Nach ventral hat das Rektum im weiblichen Becken Kontakt zur Vagina (Septum rectovaginale) und zwischen Uterus und Rektum senkt sich die Excavatio rectouterina ein, der mit Peritoneum ausgekleidete Douglas-Raum. Beim Mann hat das Rektum über das Septum praerectalis (Faszie von Denonvilliers) Kontakt zur Prostata und zu den Samenbläschen. Weiter kranial senkt sich zwischen Rektum und Blase die Excavatio rectovesicalis ein, ebenfalls mit Peritoneum ausgekleidet. Weiterhin finden sich vegetative Plexen und ausgedehnte venöse Plexus im lockeren Bindegewebe des Beckens.

6.4 Fallbeispiel

Konzertpianist Herr R. wird in der Praxis vorstellig und beklagt tief sitzende Rückenschmerzen. Der nervöse und sich sichtlich unbehaglich fühlende Mitvierziger bleibt sehr unkonkret in der Beschreibung seiner Beschwerden und findet kaum eine klare Formulierung. Auf behutsames, aber direktes Nachfragen entpuppen sich die Rückenschmerzen als eher sekundär. Viel mehr plagen ihn eine ständige Verstopfung und eine laut seinem Urologen chronische Prostatitis.

Der schlanke, fast hagere Musiker lebt in einer Fernbeziehung und hat einen unsteten Lebenswandel. Die meisten Konzerte finden am Abend statt; wenn er in der Stadt ist, unterrichtet er meist vormittags Studenten, sodass seine Nächte häufig kurz seien und er fühle sich kaum noch ausgeschlafen. Insgesamt verbringe er 6–8 Stunden pro Tag an seinem Instrument. Sport treibe er so gut wie keinen, ein Hobby neben der Musik habe er nicht.

Vor 6 Wochen sei er nach einer Tournee von 2 Monaten durch Europa und Nordamerika nach Hause zurückgekommen und noch immer habe er das Gefühl von Jetlag. Damit hätten auch die Darmprobleme heftig zugenommen. Auf Reisen sei die Darmentleerung eh schon schwierig, sonst sei es dann zu Hause immer wieder besser geworden, diesmal jedoch nicht. Zusätzlich habe er ständig ein „ungutes" Gefühl im Unterbauch, seit er von der neuerlichen Entzündung der Prostata weiß. Vor Jahren, zu Zeiten seiner Abschlussprüfung am Konservatorium, habe er dieses Problem schon einmal gehabt.

Als er noch geraucht habe (20–30 Zig./d) habe die erste Zigarette morgens geholfen, die Darmtätigkeit anzuregen. Nun habe er wegen des ständigen Hustens vor der letzten Tournee aufgehört und sich stattdessen öfter mit Abführmitteln beholfen. Das möchte er aber nicht mehr, daher komme er zum Osteopathen, weil er gehört habe, das würde helfen.

6.4.1 Weitere Anamnese

▶ **Vorerkrankungen, Operationen.** Keine

▶ **Traumata.** Keine

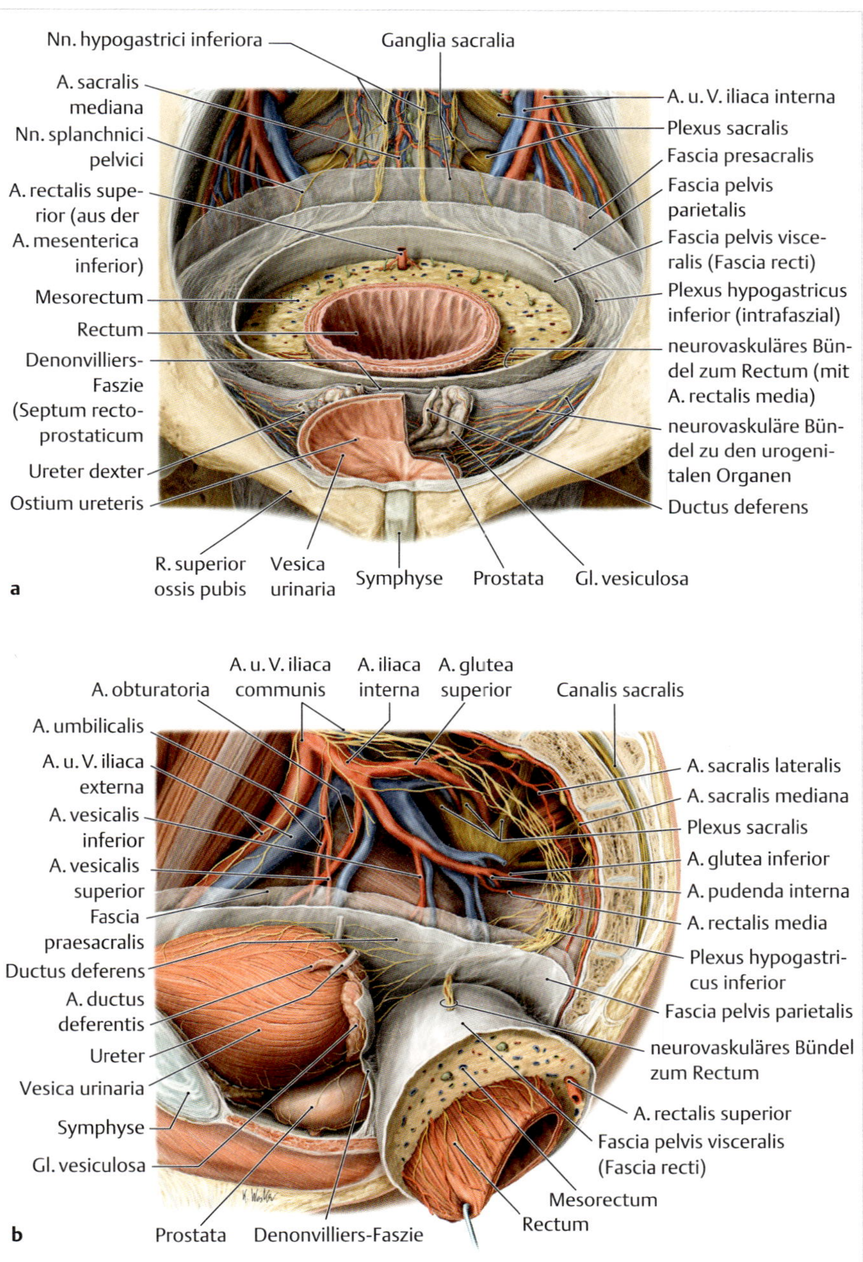

Abb. 6.3 a, b Das Rektum liegt zusammen mit Blase, Uterus oder Prostata an unterster Position im Becken, ist umgeben von Nervengeflechten und Blutleitern und nicht selten großen intraabdominalen Drücken ausgesetzt.

► **Medikamente.** Der Patient gibt an, dass er ab und an bei Bedarf vor einem Konzert eine kleine Dosis Betablocker einnehme, damit das Lampenfieber nicht so schlimm sei. In der letzten Zeit habe er auf Anordnung des Urologen 2 verschiedene Antibiotika einnehmen müssen. Die Darmtätigkeit hat sich im Rahmen oder in Folge der Antibiosen nicht verändert. Sonst keine regelmäßigen Medikamente.

► **Ernährung.** Der Patient gibt an, dass er seit einiger Zeit sehr auf seine Ernährung achtet und weiß, was er zu vermeiden habe und was ihm guttue.

6.4.2 Auffälligkeiten im Befund

Im Befund zeigt sich ein auffällig vorgewölbtes unteres Abdomen sowohl im Stehen als auch im Liegen. Deutliche Venenzeichnung an den unteren Extremitäten, die im Liegen nur wenig rückgängig ist. Keine Haltungsasymmetrien, verstärkte Brustkyphose, abgeflachte LWS-Lordose, die Rückenlage ist nur komfortabel mit einem Nackenkissen und mit Unterlagerung der Kniegelenke, da diese nicht vollständig in Extension zu bringen sind.

Palpatorisch zeigen sich heftige Druckdolenzen und Immobilitäten im Abdomen, auffällig insbesondere Zäkum, Sigmoid, Dünndarm. Im epigastrischen Winkel ist kaum in die Tiefe zu gehen und der Leberrand ist 2 Querfinger in der rechten Medioklavikularlinie schmerzhaft tastbar. Der Murphy-Test zeigt sich positiv, aber auf Nachfrage werden Gallensteine verneint, der Urologe habe mit dem Ultraschall auch kurz den Bauch angeschaut.

Der Thorax zeigt sich sehr rigide und weist eine hohe muskuläre Spannung auf. Im Verlauf der unteren Thoraxapertur findet sich ein Sahlischer Venenkranz.

6.4.3 Behandlung

Herr R. wird über folgende Vorgehensweise aufgeklärt:

Während er konzentriert in den Bauch atmet, erfolgt primär die Behandlung der oberen Drainagewege, denn der Befund zeigt u. a. ein venöses Rückflussproblem auf. Dieses geht einerseits auf sein bewegungsarmes Dasein zurück und ist zum anderen eventuell durch den chronischen Husten während der Zeit seines überdurchschnittlichen Zigarettenkonsums begründet. Dieser Husten trainierte das Zwerchfell und die Atemmuskulatur und ließ sie in ihrer Grundspannung anwachsen, was durchaus Einfluss auf den venösen Rückfluss zum rechten Herzen haben kann. Ausgehend davon, dass die Schmerzen und Symptome im Bauchraum unter den thorakalen Gegebenheiten zustande kommen, wird also primär der Thorax behandelt, bevor die Bauchorgane Leber und Darm in seinen Abschnitten mobilisiert werden. Die Mobilisierung ist notwendig, weil sich im Befund eine Absenkung des Dünndarmpakets und eine entsprechende Kompression der Darmabschnitte und der anderen Organe im Becken zeigen. Die Leber imponiert mit einer Kongestion und bedarf ebenfalls der Mobilisation und Drainage. Diese Maßnahmen können sich positiv auf das Darmgewebe selbst und die involvierten Darmnerven im Becken auswirken und ebenfalls zu einer Normalisierung der Darmfunktion führen. Auch die Prostatitis könnte davon positiv beeinflusst werden. Schließlich gleiche ich im Rahmen dieser ersten Behandlung noch muskuläre Dysbalancen aus, vor allem die der beiden Mm. iliopsoas und der ischiocruralen Muskeln.

Im weiteren Gespräch weise ich den Patienten deutlich darauf hin, dass er sich entschieden mehr bewegen muss und seinen antizyklischen und arrhythmischen Lebensstil, wenn möglich, umstellen sollte. Auch sollte er nach den langen Sitzphasen immer wieder für Umkehrhaltungen, wie aus dem Yoga bekannt, sorgen und so oft wie nur möglich die Zwerchfellatmung einsetzen. Herr. R. zeigt sich sehr verständig, möchte die Hinweise gern befolgen und verlässt deutlich entspannt die Praxis.

6.5 Osteopathisch-differenzialdiagnostische Betrachtung

Nach wie vor fehlen verlässliche und differenzierte Untersuchungsmethoden zur quantitativen Beurteilung z. B. einer Darmischämie sowie der Motilität oder der Lokalisation von Funktionsstörungen. Die Ursachen für eine Obstipation können vielfältig sein:

- Habituelle Gründe sind z. B. **Ernährungsgewohnheiten,** unzureichende **Flüssigkeitszufuhr** sowie die weitverbreitete **Bewegungsarmut** sind an erster Stelle für die chronische Obstipation zu nennen.
- Im akuten Fall können **hormonelle Veränderungen** wie eine Schwangerschaft ursächlich sein oder eine **Bettlägerigkeit**, z. B. aufgrund eines operativen Eingriffs. Viele Menschen leiden unter einer **Reiseobstipation** oder einer Obstipation **nach einer Durchfallerkrankung**.
- Es gibt aber auch andere Ursachen in Form von Erkrankungen, wie z. B. Morbus Hirschsprung (primäre Aganglionose) oder andere Störungen des enterischen Nervensystems. Es zählen auch degenerative neurologische/neuroorthopädische Erkrankungen (demyelinisierende Erkrankungen, Spinalkanalstenose u. a.) sowie endokrinologische oder metabolische Erkrankungen (Hypothyreose, diabetische Neuropathie) dazu.
- Der Entleerungsprozess kann reflektorisch empfindlich durch akut entzündliche Analfissuren oder Hämorrhoiden gestört sein, die zu Spasmen oder Fehlkoordination der autonomen Innervation führen.
- Medikamente und Elektrolytverschiebungen (Diuretika, Betablocker, Morphine u. a.) können als Nebenwirkung akute oder chronische Obstipationen verursachen.
- Strukturelle Veränderungen nach operativen Eingriffen im Bauchraum, nach Entzündungen und Narbenbildung oder traumatische Verletzungen von assoziierten Strukturen können die Funktionen erheblich beeinträchtigen und sowohl zur kologenen als auch zur Outlet-Obstipation führen.

6.5.1 Bewegungsarmut und willkürlicher Stuhlverhalt

Die Empfehlung, dass **Bewegung** der Verdauung guttut, ist allgemein bekannt. Sei es nun durch körperliche Bewegung oder eine Bauchmassage. Tatsächlich ist es so, dass insbesondere der Dickdarm durch die Kontraktionen des M. iliopsoas beim Gehen oder Laufen direkt bewegt wird, was wiederum die Peristaltik und Propulsion und somit **Durchblutung, Stofftransport, Resorption und Sekretion** des Abschnittes anregt. Zahlreiche Studien beschäftigten sich bereits mit diesem Thema, die Beeinflussung der Kolonmotilität ist bisher aber nicht eindeutig geklärt, obwohl die Empfehlung zur vermehrten Bewegung in der Therapie der Obstipation geläufig ist. So zeigte eine Studie, dass ein 6-wöchiges Lauftraining den Kolontransit bei Untrainierten nachweislich verbessert [2], während andere Studien diesem Ergebnis widersprechen [1]. Abseits großer Studien zeigt vor allem die Erfahrung, dass Bewegung der Verdauung förderlich sein kann. Dabei geht es nicht um den direkten zeitlichen Zusammenhang, denn nicht jeder sucht nach dem Spaziergang unverzüglich die Toilette auf, vielmehr ist die körperliche Aktivität als insgesamt positiv für die körperlichen Funktionen zu betrachten. Körperliche Bewegung bedeutet Stoffwechsel, Zirkulation, strukturelle Bewegung bis auf das Zellniveau, und das vom Fuß bis zur

Schädeldecke. Eine grundlegende Voraussetzung für ein optimales Zusammenspiel und Funktionieren aller körperlichen Systeme, inklusive der Psyche.

Wie so oft jedoch gilt auch bei der Bewegung das richtige Maß einzuhalten. Bei Triathleten oder Marathonläufern tritt nicht selten die als „Läuferdiarrhö" bekannte Symptomatik auf. Dazu zählen abdominelle Krämpfe und Distensionen, imperativer Stuhldrang, Durchfall, gastrointestinale Blutungen [4]. Dabei spielen die stark gedrosselte Blutzufuhr zum Darm und die damit im Zusammenhang stehenden Mikrozirkulationsstörungen eine Rolle. Bei diesen temporären Belastungen kann man zudem von einer übermäßigen Reizung der mit dem Dickdarm assoziierten vegetativen Nerven und Ganglien ausgehen, die entsprechende Reaktionen im Versorgungsgebiet hervorrufen. Besonders möchte ich hier auf die mögliche Zugbelastung der Mesenterien und Mesenterialganglien und die impulsartige schrittfrequenzabhängige Druckbelastung der nervalen Strukturen im Becken hinweisen.

Greift man das häufige Beispiel des **willkürlichen Stuhlverhaltes** auf, dann ist es durchaus denkbar, dass die übermäßig und eigentlich zur Entleerung drängende Rektumampulle kontinuierlich Druck auf ihre Umgebung ausübt und damit Nerven und Gefäße komprimieren kann. Das hat nicht nur nervale, sondern auch makro- und mikrozirkulatorische Störungen und damit Funktionsstörungen zur Folge. Gleichzeitig kommt es durch die längere Verweildauer im Darm zu einer weiteren Wasserresorption und Eindickung des Stuhls. Die reflektorische Hemmung der Peristaltik des proximal gelegenen Darmabschnittes zur Vermeidung einer weiteren Druckerhöhung ebnet den Weg in die Obstipation.

6.5.2 Zirkulatorische Stauungsphänomene, viszerale Ptosen/Adhäsionen und nervale Kompression

Innerhalb des Begriffs Bewegung steht dem intensiven Laufen oder Joggen der langsame, langdauernde Spaziergang gegenüber, der vielen Menschen Bauch- und Rückenschmerzen bereitet. Die Tendenz der inneren Organe, der Schwerkraft zu folgen, insbesondere bei schwach ausgeprägter Bauchmuskulatur, bewirkt statische Zugbelastungen auf deren Aufhängungen und Mesenterien. Gemeint ist das Absinken (Ptose) von Dünn- und Dickdarmabschnitten in das Becken. Schon allein dies kann Schmerzen in Rücken und Bauch verursachen. Ebenso ist ein hoher Fettanteil im Bauchraum in der Lage, die intraabdominellen und die Druckverhältnisse im Becken deutlich zu erhöhen. Beides geht fast zwangsläufig mit einer zirkulatorischen Problematik im Sinne einer Stauung einher, da auch die Körperflüssigkeiten gegen die Schwerkraft wieder zum Herz transportiert werden müssen. Bei geringer Muskelaktivität und Ruhepuls sowie erhöhten intraabdominalen Drücken wird dieser Vorgang erschwert. Es darf also von einer venösen und lymphatischen Volumen- und damit Druckzunahme in Unterbauch und Becken ausgegangen werden, die in bzw. auf Organen und nervalen Strukturen lastet und zu Störungen führt. Gleiches gilt auch bei sehr adynamischen sitzenden wie stehenden Tätigkeiten von Personen.

Die schwierigen neuroanatomischen Verhältnisse erklären, dass am gesunden, aber dysfunktionalen Menschen keine belegenden Messungen nervaler Störungen vorliegen. Selbst bei Erkrankungen, die einen operativen Eingriff im kleinen Becken benötigen, ist das intraoperative Neuromonitoring keinesfalls einfach und derzeit noch Neuland [8]. Jedoch davon ausgehend, dass ein somatischer Nerv Funktionsstörungen und Ausfälle aufweist, wie bei einem Bandscheibenvorfall oder bei einem „eingeschlafenen“ Arm nach ungünstiger Lagerung, darf man annehmen, dass eine Kompression der Nervengeflechte im Becken ebenso Fehlinformationen generiert und leitet, was eine Fehlsteuerung zur Folge hat. Umso plausibler wird dies im Bereich des kleinen Beckens, da die Nerven und Nervengeflechte die Beckenwand von innen auskleiden und gleichzeitig die Organe eng umhüllen. In der Literatur findet sich das Beispiel einer sich über mehrere Monate hinziehenden Pudenus-Neuralgie eines jungen Mannes, der durch äußeren Druck auf den Beckenboden durch Radfahren den Nerven gegen das Lig. sacrospinale komprimierte, sodass neben den Schmerzen auch schließlich die Defäkation massiv gestört war [7].

Es kann jedoch nicht nur eine venolymphatische Volumenzunahme oder ein von außen einwirkender Druck (Radfahrer) zu einer Dysfunktion führen und eine Obstipation befördern. Ebenso sind viszerale Adhäsionen, die sich schon wenige Tage nach einem Eingriff oder einer Entzündung bilden können, in der Lage, ein Organ in seiner Beweglichkeit einzuschränken. Die anomale Fixierung des Organs an einer benachbarten Struktur schränkt die Mobilität ein. Dem folgt die Einschränkung der Motilität, was wiederum erheblichen Einfluss auf die Zirkulation von Blut und Lymphe im Sinne einer Abflussbehinderung hat. Ein parenchymatöser Stau führt zu einer Veränderung der viskoelastischen Eigenschaften eines Gewebes – es wird fester und steifer. Schmerzen und Funktionseinschränkungen sind die Folge.

Die Ursache für den Rückstau ins Gewebe kann neben lokalen Adhäsionen auch an weiter entfernt liegenden Strukturen zu finden sein. Hier ist das Zwerchfell als zentraler Durchtritt der großen rückführenden Gefäße zu nennen.

6.5.3 Parietale Dysfunktionen

Das Wissen um anatomische Fixationen und Kontaktpunkte zum parietalen System und um die neuronale und zirkulatorische Versorgung des Dickdarmes lässt Schlüsse auf Dysfunktionen im parietalen Bereich zu, die sich auf Ebene des Dickdarms zeigen können. Denkbar sind hier Dysfunktionen im Bereich des Beckens und des Sakrums: Eine Torsionsdysfunktion des Sakrums oder Fehlstellung des Iliums hat sowohl Auswirkungen auf das Perineum als auch auf die Lamina sacro-recto-genito-pubicalis (SRGP).

Weiterhin liegt nahe, dass durch eine Beckenfehlstellung die Rumpfmuskulatur in Dysbalance gerät. Ist z. B. der linke M. quadratus lumborum hyperton, kann dies den Dickdarm sekundär oder tertiär über seine Fixationen betreffen. Ein weiterer einflussreicher Muskel ist der M. iliopsoas, der u. a. fasziale Verbindungen zum M. quadratus lumborum und zum Sakrum aufweist. Die Fascia thoracolumbalis ist in der Lage, Spannungen des Zwerchfells auf die Fascia pelvis und die Fascia iliacus zu übertragen. Umgekehrt können Spannungen auch vom M. iliacus ausgehen und den Dickdarm bzw. das Rektum beeinträchtigen. Gerade die Muskeln, die über das Becken hinaus nach kaudal ziehen, haben Verbindungen bis zu den Füßen und können distal bestehende Dysfunktionen deutlich weiter proximal symptomatisch werden lassen.

Fehlstellungen der Wirbel und dadurch bedingte Beeinträchtigung der aus der Wirbelsäule austretenden nervalen Strukturen haben möglicherweise Folgen im Innervationsgebiet. Das kann sich von den Segmenten ab TH9 bis zum Sakrum ziehen.

Im Falle einer Obstipation werden häufig in den dem Colon descendens und dem Sigma zugeordneten Dermatomen D 11–D 12 links ventral und dorsal Hyperalgesien beobachtet. Ebenso eine Tonusvermehrung in den entsprechenden Myotomen, die ihrerseits die Dysfunktionen der Wirbelsäule bedingen können.

Die Zahl der möglichen muskulären, faszialen und neuronalen Ketten ist vielfältig und umfassend kaum zu beschreiben.

6.6 Zusammenfassung

Zusammenfassend kann gesagt werden, dass neben den Störungen auf physiologisch-anatomischer Ebene habituelle und psychische Faktoren einen immensen Einfluss auf die Funktion des Darmes ausüben (▶ Abb. 6.4). Viele Zusammenhänge sind erforscht und bekannt, genauso wie viele noch im Dunkeln liegen. Die Erfahrungen aus der täglichen osteopathischen Praxis zeigen jedoch, dass bei einem so häufig vorkommenden Beschwerdebild wie dem der Obstipation in einer Vielzahl von Fällen Erleichterung oder gar Abhilfe verschafft werden kann. Wieder einmal zeigt sich, wie umfassend das Beschwerdebild betrachtet werden muss und wie viele Strukturen im Körper Einfluss ausüben können, im Negativen wie Positiven. Behandlungsansätze finden sich auf allen Ebenen, im parietalen, viszeralen sowie kraniosakralen Bereich.

Daneben ist die Fähigkeit des Therapeuten, den Patienten zu erfassen, ihn abzuholen und ihm verständliche Erklärungen für seine Beschwerden zu geben, der Einstig in eine gute Compliance des Patienten. Seine Mitarbeit außerhalb der Praxis ist eine wichtige Voraussetzung für einen Erfolg und erfordert unter anderem, die Ernährung, die Bewegung und die Tagesrhythmen zu beachten.

Ursachen (▶ Abb. 6.4) für eine Obstipation können sein:

- parietale Dysfunktion
- viszerale Ptosen/Adhäsionen/Strikturen
- neuronale Fehlinformationen aufgrund einer Kompression
- psychische Faktoren, Overruling von zentral
- zirkulatorische Stauungsphänomene
- habituelle Ursachen

Überblick Grundlagenwissen

- Anatomie und Physiologie Darm
- Innervation und neurologische Verschaltung
- Gefäße und Zirkulation Becken und kleines Becken
- Anatomie und Physiologie Becken/Beckenboden

Literatur

[1] Bi L, Triadafilopoulos G. Exercise and gastrointestinal function and disease: an evidencebased review of risks and benefits. Clin Gastroenterol Hepatol 2003; 1: 345–355

[2] Bouchet A, Cuilleret J. Aanatomie topografique descriptive et fonctionelle, 4 l'abdomen la région rétro-péritonéale le petit basin. le périnée, 2e édition. Paris: Masson; 2001

[3] Cordain L, Latin RW, Behnke JJ. The effects of an aerobic running program on bowel transit time. J Sports Med Phys Fitness 1986; 26: 101–104

[4] Behrends JC, Bischofberger J, Deutzmann R. et al. Duale Reihe, Physiologie. 2. Aufl. Stuttgart: Thieme; 2012

[5] Granger DN, Richardson PD, Kvietys PR et al. Intestinal blood flow. Gastroenterology 1980; 78: 837–863

[6] Von Lanz T. Wachsmuth W. Praktische Anatomie Bauch. Berlin, Heidelberg, New York: Springer; 2004

[7] Müller L.R. Lebensnerven und Lebenstriebe. 3. Aufl. Berlin: Springer; 1931

[8] Ramsden CE. Pudendal nerve entrapment as source of intractable perineal pain. Am. J of Phys Med and Rehab 2003; 82: 479–484

[9] Roth T. Interview mit Prof. Klaus-Peter Hoffmann, Abteilungsleiter Medizintechnik & Neuroprothetik, Fraunhofer-Institut für Biomedizinische Technik IBMT. In: St. Ingbert zum Thema Neuromonitoring in der Chirurgie. Medica Magazin 08/05/2015

[10] Schiebler TH, Schmidt W, Zilles K. Anatomie. Berlin, Heidelberg, New York: Springer; 1999

[11] Schiffter R. Neurologie des vegetativen Systems. Berlin, Heidelberg, Springer: 1985

[12] Weber E. Schemata der Leitungsbahnen des Menschen. 6. Aufl. München: JF Lehmanns; 1960

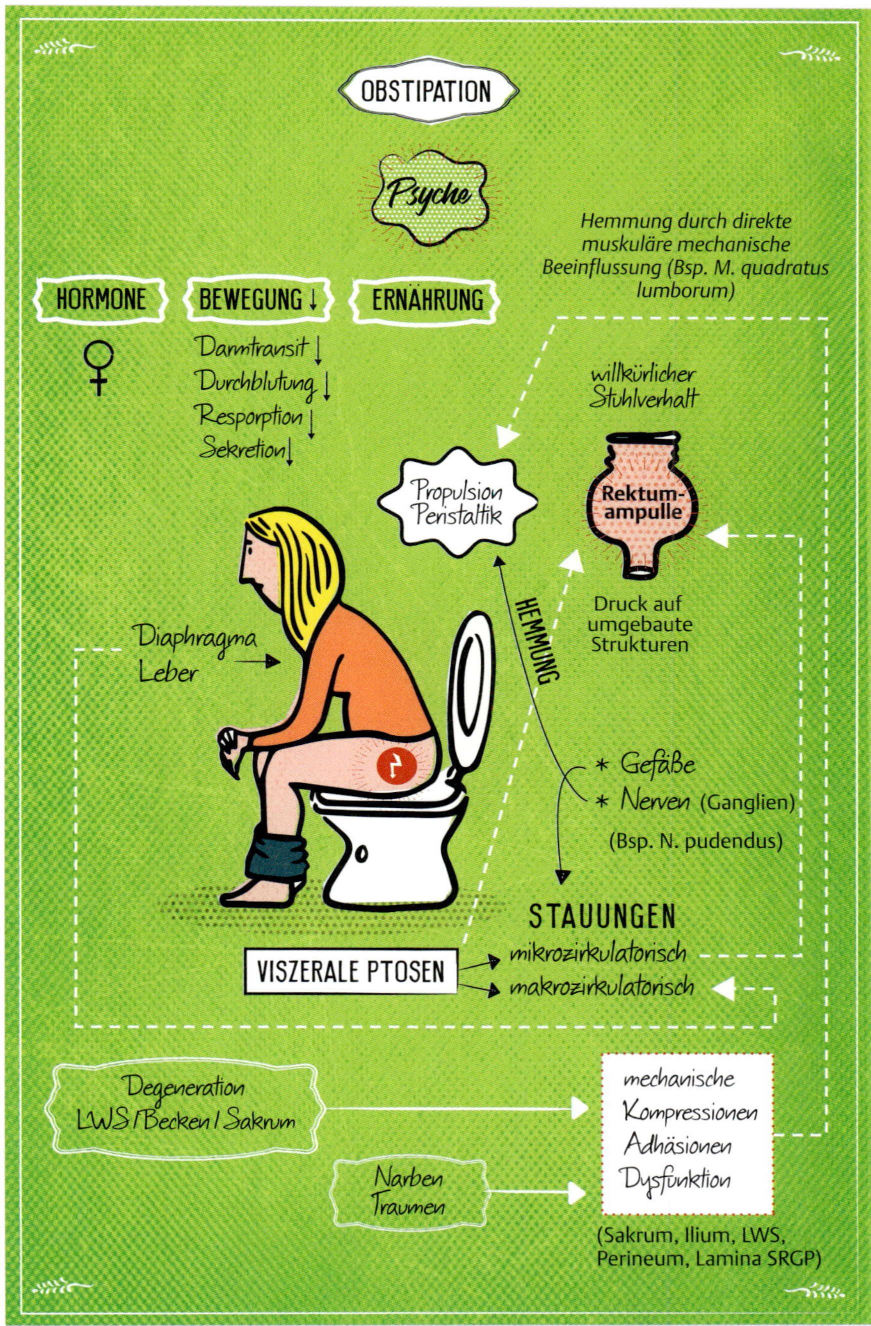

Abb. 6.4 Zusammenfassung der Einflüsse bei Obstipation.

Teil 7

Magen

7 Magen

7.1 Einleitung

Der Magen dient als Reservoir für aufgenommene Nahrung und hat die Aufgabe, seinen Inhalt zu durchmischen, zu zerkleinern und zu homogenisieren. Dafür bedient er sich einerseits der peristaltischen Kontraktionen seiner muskulären Wand, andererseits sind verschiedene Zelltypen in der Magenschleimhaut darauf spezialisiert, täglich 2–3 Liter Magensaft zu sezernieren. Dieser enthält als wesentliche Bestandteile Salzsäure und Pepsinogen, die für die chemische Zersetzung von Nahrungsbestandteilen sorgen, aber auch Schleim und Bicarbonat, um sich selbst vor der aggressiven Säure zu schützen. Der sogenannte Intrinsic-Faktor wird ebenfalls von der Magenschleimschaut sezerniert und ist Bedingung für die Aufnahme von Vitamin B_{12} aus der Nahrung. Die Steuerung des Magen unterliegt im Wesentlichen vegetativen Impulsen und endokrinologischen Einflüssen [4].

7.2 Fakten

7.2.1 Symptome

Man darf davon ausgehen, jeder Mensch macht im Laufe des Lebens Bekanntschaft mit den Symptomen, die auf eine Funktionsstörung oder Erkrankung des Magens hindeuten:

- Druckgefühl im Oberbauch
- Übelkeit
- Erbrechen
- Appetitlosigkeit
- Druckschmerz im Magenbereich
- unspezifische Oberbauchbeschwerden, Aufstoßen, Blähungen sowie Völlegefühl nach den Mahlzeiten
- Mangel- und Begleiterscheinungen wie perniziöse Anämie, Gewichtsabnahme, Schonhaltungen

7.2.2 Betroffenes Organ

- Magen

7.2.3 Verdachtsdiagnose

- Gastritis akut/chronisch

Die Ursachen für die genannten Symptome können verschieden sein, ich möchte mich in diesem Kapitel der weitaus häufigsten Ursache, der Magenschleimhautentzündung (Gastritis), widmen und Ursachen und Möglichkeiten der Behandlung in der osteopathischen Praxis beleuchten.

7.2.4 Wichtige Differenzialdiagnosen mit ähnlicher Symptomatik

- gastroduodenale Ulkuskrankheit
- Reflux
- Gallenwegserkrankungen
- Magenkarzinom
- Schwangerschaft

7.2.5 Definition Gastritis

Ungleichgewicht zwischen der Säureproduktion und dem Säureschutz im Magen, durch das es zu einer Entzündung der Magenschleimhaut kommt.

7.2.6 Ursachen

Eine **akute** Magenentzündung kann die Folge sein von:

- schweren Traumata
- Schädigungen durch heißes Essen/Getränke
- Medikamenten und Strahlung
- Infektionen, lokal oder generalisiert
- schweren Erkrankungen wie Urämie, Sepsis, Blutungen, Schock, Ikterus
- Operationen als Zeichen der allgemeinen Überforderung

- Durchblutungsstörungen im Magen
- starken physischen und psychischen Belastungen

Als häufigste Ursache einer **chronischen** Gastritis wird die Infektion mit dem Magenbakterium Helicobacter pylori angenommen. Der Nachweis einer Infektion erfolgt lichtmikroskopisch nach Probenentnahme und hat in der Regel eine Antibiose nach speziellem Schema zur Folge, die sogenannte Helicobacter-Eradikation. Natürlich sind als Ursachen für die chronische Gastritis auch der dauerhafte Konsum von Nikotin, Kaffee und Alkohol, ebenso wie die regelmäßige Einnahme bestimmter Medikamente (z. B. nichtsteroidale Antirheumatika (NSAR), Acetylsalicylsäure (ASS)) zu nennen. Eine andauernde psychische Belastung zählt ebenfalls dazu.

Gleich ob akute oder chronische Beschwerden beklagt werden, es gilt, diese anamnestisch genau zu erfassen und gegebenenfalls schulmedizinisch abklären zu lassen, denn letztendlich kann sich aus beiden Formen eine lebensbedrohliche Situation entwickeln. Zudem steht die Therapie einer möglichen Grunderkrankung (Kap. 7.2.6) und die symptomatische Therapie im Vordergrund, um resultierende Gewebeschäden einzugrenzen (z. B. Antazida, Protonenpumpenhemmer). Diese hat, soweit es als (Ko-)Auslöser zu erkennen ist, mit dem Aussetzen oder Absetzen einer möglichen Noxe und/oder Stressreduktion einherzugehen.

Cave: Kontraindikation

Eine absolute Kontraindikation für eine manuelle Behandlung ist die aktuelle anamnestische oder nachgewiesene gastrointestinale Blutung!

7.3 Fallbeispiel

Frau V., 56 Jahre, groß gewachsen, 95 kg schwer und mit forschem Auftreten, wird wegen heftiger Schulter-Nacken-Schmerzen links, die schulmedizinisch abgeklärt sind, bisher aber leider nicht auf die verordnete Physiotherapie angesprochen haben, in der Praxis vorstellig. Die Schmerzen haben einmal paravertebral links, in der oberen BWS und im CTÜ ein Maximum und ziehen teilweise bis in den linken Arm hinab. Ab und zu zieht der Schmerz auch in den Kopf und verursacht „eine linksseitige Migräne".

7.3.1 Weitere Anamnese

- permanente Magenprobleme in Form von Sodbrennen und Schmerzen unter dem linken Rippenbogen und im epigastrischen Winkel
- Gallensteine, die bisher asymptomatisch sind
- eine 2-fache Sectionarbe
- eine Sigmadivertikulose, die schon einmal entzündet gewesen sei
- teilweise „mörderische" Rückenschmerzen lumbal, die in beide Beine ziehen

▸ **Medikamente.** Die Patientin gibt an, dass die Schmerzen im Nacken und Arm, aber auch im Rücken so heftig seien, dass sie häufig Voltaren einnehme. Für den Magen nehme sie immer Pantoprazol, dann gehe es ihr einigermaßen.

▸ **Familie.** Frau V. lebt seit ihrer Kindheit auf dem Bauernhof, auf dem schon ihr Großvater Viehzucht betrieb, und arbeitet täglich Vollzeit mit ihrem Mann und ihrem Sohn (eines von 4 erwachsenen Kindern) im Stall, zudem kümmert sie sich um den Haushalt.

7.3.2 Auffälligkeiten im Befund

In diesem Fall hat der Therapeut sein Augenmerk auf die diversen Komorbiditäten zu lenken. Sicher kann der Magenschmerz allein durch die häufige Einnahme von Voltaren (NSAR) verursacht werden, das dürfte aber nicht die alleinige Ursache sein. Körperlich schwere Arbeit bei mangelnder Freizeit wird sowohl die Magenschmerzen als auch die diversen Schmerzen im Bewegungsapparat mit verursachen. Gleichwohl eine andauernde Magenproblematik für Schmerzen im Schulter-Nacken-Bereich und muskuläre Dysbalancen ursächlich sein kann. Man darf sowohl von degenerativen Erscheinungen in Wirbelsäule und Gelenken ausgehen als auch von einer ausgewachsenen venösen und lymphatischen Stauungssymptomatik zentral und peripher.

7.3.3 Behandlung

Frau V. ist eine Patientin, die ungeduldig Gespräch und Behandlung über sich ergehen lässt, nahezu bei allen Griffen und Handanlagen Schmerzen angibt und stets nachfragt, was der Therapeut aktuell macht. Entspannung tritt zu keinem Zeitpunkt ein, an parietale und viszerale Manipulationen ist nicht zu denken aufgrund ihrer enormen Körper- und Abwehrspannung. Dem kranialen Übersichtsbefund begegnet sie mit äußerster Skepsis und Nervosität.

Der einzige Zugang bietet sich hier über generalisierte GOT-Techniken. Nur bei Anwendung von Schwingungen kann Frau V. locker lassen. Der Effekt des GOT ist eine Anregung der Drainage und Lockerung auf allen Ebenen und damit einhergehend die Mobilisierung von Gelenken und von Flüssigkeit aus allen Geweben. Daher muss die Patientin (leise fluchend) noch während der Behandlung dringend auf die Toilette zum Wasserlassen.

Eine Chance auf eine Besserung der Magenschmerzen und des Sodbrennens besteht in einer mechanischen Entlastung (abdomineller Druck) und zirkulatorischen Optimierung (venöse und lymphatische Entstauung). Damit könnte sich sowohl die lumbale als auch die thorakale Symptomatik bessern, soweit sie nicht ausschließlich degenerativer Natur sind. Was wiederum eine geringere Einnahme von NSAR zur Folge haben und damit den Magen entlasten kann.

Am Abend nach der ersten Behandlung ruft Frau V. in meiner Praxis an. Sie schimpft zwar etwas über die vielen Toilettengänge, freut sich aber darüber, abgenommen zu haben, denn ihre Hosen spannen nicht mehr so über dem Bauch und an den Oberschenkeln. Auch die Schmerzen in der Schulter seien weg und sie fragt, ob sie bald wiederkommen dürfe. In den darauffolgenden Wochen gelingt es der Patientin nach eigenen Angaben, ohne Pantoprazol auszukommen, wie sie bei der nächsten Konsultation berichtet. Dennoch gilt in diesem Fall: Ich werde der Patientin nicht langfristig helfen können, da viele Beschwerden den Lebens- und Arbeitsumständen und der Geisteshaltung der Patientin zuzuschreiben sind. Und es zeigt sich nicht die geringste Chance auf eine willentlich herbeigeführte Änderung dieser Umstände. Es ist sehr wichtig für einen Therapeuten, sich immer bewusst zu machen, dass einer Behandlung dadurch auch Grenzen gesetzt sind.

7.4 Osteopathisch-differenzialdiagnostische Betrachtung

Es lohnt sich, neben den indizierten schulmedizinischen Maßnahmen, die folgenden Überlegungen zu möglichen Beeinträchtigungen des Organs und der daraus resultierenden Funktionseinschränkung anzustellen und den Patienten entsprechend zu behandeln. Bei den durch einen manuellen

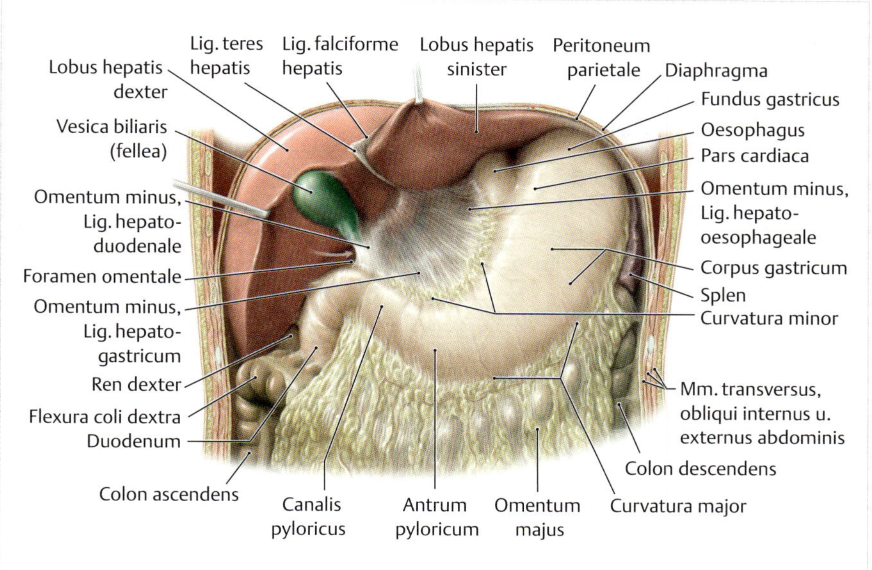

Abb. 7.1 Der Magen liegt im linken Oberbauch unter der Zwerchfellkuppel und pflegt eine sehr enge Beziehung zu Leber und Gallenblase über das Omentum minus. Auch vom Herzbeutel trennt ihn nur das Zwerchfell. (Schünke M, Schulte E, Schumacher U. Prometheus. LernAtlas der Anatomie. Innere Organe. Illustrationen von M. Voll und K. Wesker. 4. Aufl. Stuttgart: Thieme; 2014: 228)

Zugang beeinflussbaren Größen und Faktoren handelt es sich um mechanische Einschränkungen im Körper, die sowohl direkte als auch indirekte Wirkungen auf das Organ haben.

Einen direkten mechanischen Einfluss nehmen die angrenzenden oder die mit dem Magen verbundenen Strukturen [3]. Hierzu zählen das Diaphragma mit der unteren Thoraxapertur, Rippen, Leber und Milz, Querkolon und Omentum minus, Ligamente und Fixierungen, Aorta, die linke Niere mit Nebenniere und der Ösophagus und Dünndarm (▸ Abb. 7.1). Narben und Verwachsungen können ebenfalls sowohl direkt am Organ situiert oder in dessen Nähe als Folge von Operationen und Entzündungen Restriktionen bewirken. Da Narben die Eigenschaft der Retraktion haben, sind sie in der Lage, permanent, insbesondere aber bei Bewegung der umliegenden Strukturen Zug oder Druck zu übertragen und einen dauerhaften Reiz zu verursachen, der die Physiologie des spezifischen Gewebes empfindlich stören kann. Natürlich gilt es zu bedenken, dass der Magen auch seinerseits die genannten Strukturen beeinflussen kann. Ein eindrückliches Beispiel dafür ist das Roemheld-Syndrom, bei dem es durch einen zu hohen Druck in einem überblähten Magen und die örtliche Nähe zum Perikard und zum Herz zu Herzrhythmusstörungen, Atemnot und Brustschmerzen kommt.

Als indirekt Einfluss nehmend kann man ebenfalls mechanische Aspekte in Betracht ziehen, darf aber die zirkulatorischen und neurophysiologisch-reflektorischen nicht außer Acht lassen. So können neben Strukturen wie das Mediastinum, verschiedene Muskeln wie der M. psoas major oder die Körperfaszien auch Blutgefäße, die den

Magen versorgen und eventuell über einen hohen oder niedrigen Füllungsdruck verfügen oder einer Flussbehinderung unterliegen, in dieser Eigenschaft Folge einer mechanischen Beeinträchtigung sein und damit sehr bedeutend für die Entstehung und Unterhaltung einer Dysfunktion (zirkulatorische Aspekte). Gleiches gilt für das Zentralnervensystem und die peripheren Nerven (neurophysiologisch-reflektorische Aspekte).

Die Wege bzw. Ketten und Dysfunktionen, die hier im kausalen Zusammenhang stehen, können vielfältig sein und sich über bzw. durch den gesamten Köper ziehen und bedürfen einer exakten Anamnese, genauer anatomischer Kenntnisse und einer geschulten Hand, um erkannt und richtig interpretiert zu werden.

7.4.1 Zirkulatorische Aspekte

Die Begriffe Füllungsdruck von Gefäßen bzw. Flussbehinderung lenken den Blick auf die „flüssigen" Störgrößen von Strukturen. Das wären zum einen das Blut, zum anderen die Lymphe und die Flüssigkeit, die sich im Interstitium befindet und eines intensiven Austausches bedarf. In Form der Mikrozirkulation schaffen sie zusammen mit dem Blut Nährstoffe, Botenstoffe, Sauerstoff etc. zu jeder einzelnen Zelle und sorgen im gleichen Zuge für den Abtransport der spezifischen Zellprodukte (z. B. hormonproduzierende Zellen) und der Stoffwechselendprodukte und -gase.

So kann der Magen bei einer suboptimalen Perfusion gastritische Symptome zeigen und natürlich auch eine Entzündung entwickeln. Deutliche Funktionsstörungen können sich ebenfalls dadurch zeigen, dass eine Vielzahl der Funktionen neben der neuronalen einer humoralen Steuerung unterliegt und diese ebenfalls von einer optimalen Versorgung abhängt.

Einer Perfusionsstörung kann primär ein durch Plaque stenosiertes oder äußere Einflüsse eingeengtes Gefäß zugrunde liegen (z. B. Arteriosklerose, Truncus-coeliacus-Kompression) mit Folge einer temporären oder andauernden arteriellen Unterversorgung mit ischämischen Zuständen. Ebenso könnte eine fehlerhafte Ansteuerung einer Gefäßeng- und Gefäßweitstellung ursächlich sein. Kommt es andererseits zu einem venösen Stau in die Magenvenen, z. B. verursacht durch einen Stau des portalen Systems oder des Körperkreislaufs, entsteht im Magen ein zu hoher Perfusionsdruck. Auch in diesem Fall reagiert das Gewebe mit Veränderungen und Funktionseinschränkungen bis hin zu pathologischen Zuständen. Unter welchen Gegebenheiten die Flussbehinderung zu sehen ist, gilt es herauszufinden. Und diese, wenn möglich, entsprechend zu behandeln.

Am häufig auftretenden Beispiel einer Druckerhöhung in der Pfortader stellt sich primär die Frage nach der Lokalisation der Flussbehinderung im Gefäßbett (► Abb. 7.2). Ist die Leber selbst das primäre Hindernis, handelt es sich in der Regel um ernsthafte Erkrankungen wie eine Leberzirrhose (Stauungsgastritis), venookklusive oder raumfordernde Erkrankungen. Allesamt Kontraindikationen für eine osteopathische Manipulation des Organs! Ist die Leber aber durch ein angespanntes Zwerchfell und Mediastinum und einen hochtonischen Thorax in ihrem eigenen venösen Abfluss behindert, wird sie sekundär in Stauung geraten und dieses Problem wie beim primären Fall schnell an die ihr vorgeschalteten Organe weiterreichen und dort gleichermaßen für Stauungsdruck sorgen. Begünstigt wird dies zudem dadurch, dass es bei einer Kongestion der Leber, Ballonierung der Hepatozyten oder auch Fibrosierungen neben einem Leistungsabfall im Lebergewebe zur Einengung der Sinusoidalgefäße kommt [1]. Dies geht mit einem Verlust der Reagibilität des sinusoidalen Gefäßbetts einher. Das bedeutet, dass sich z. B. bei der üblichen postprandialen Steigerung der Blutflussmenge zur und in der Leber die Gefäßdurchmesser nicht entsprechend anpassen können und

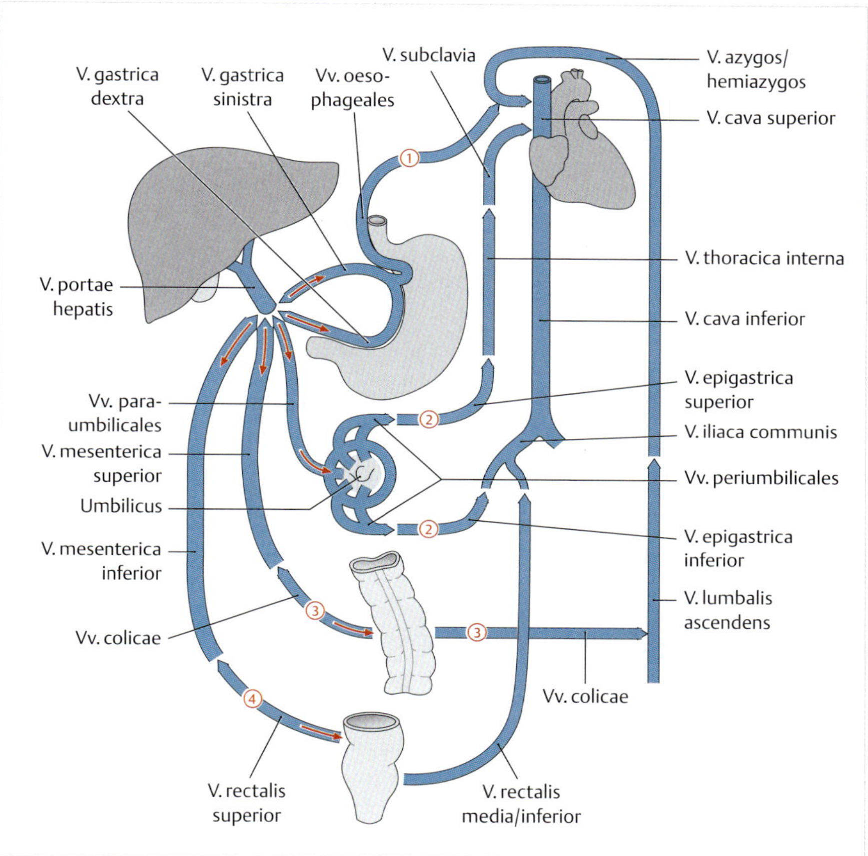

Abb. 7.2 Der Magen drainiert wie alle unpaaren Bauchorgane in das portale System. Bei einer Druckerhöhung in der Pfortader kommt es ebenfalls zu einer Druckerhöhung im venösen Schenkel des Magens. Die Folge können Dysfunktionen des Organs sein. Mit ① – ④ sind die möglichen portocavalen Anastomosen bezeichnet. (Schünke M, Schulte E, Schumacher U. Prometheus. LernAtlas der Anatomie. Innere Organe. Illustrationen von M. Voll und K. Wesker. 4. Aufl. Stuttgart: Thieme; 2014: 219)

es zu deutlichen Druckanstiegen in der Pfortader kommt. Der Magen ist von diesen Druckanstiegen genauso wie alle anderen unpaaren Bauchorgane betroffen. Hier würde es also Sinn machen, das der Leber nachgeschaltene Gefäßbett zu mobilisieren, um nicht nur die magenspezifischen Symptome, sondern möglicherweise alle anderen zeitgleich auftretenden Symptome der Leber und der anderen Bauchorgane positiv zu beeinflussen.

Druckanstiege in der Pfortader können aber auch von einem erhöhten splanchnischen Blutfluss herrühren, häufig einhergehend mit erhöhten Spiegeln von Katecholaminen oder vasoaktiven Substanzen des Renin-Angiotensin-Aldosteron-Systems (RAAS-System).

Praxistipp

Sollten Sie auf eine Abflussbehinderung der Leber in ihrem Befund stoßen und dem liegt keine ernsthafte Pathologie oder Kontraindikation wie z. B. eine Hepatitis, Zirrhose oder Rechtsherzinsuffizienz zugrunde, ist durchaus eine Drainagetechnik für dieses Organ auch im Hinblick auf den Magen angezeigt. Wichtig ist, vorher alle Abflüsse der Leber zu bedenken, zu kontrollieren und ggf. zu befreien: Diaphragma, V. cava, Mediastinum, Perikard, Omentum minus, Ductus choledochus, M. sphincter Oddi und assoziierte parietale Dysfunktionen.

Die Erfahrungen in der Praxis zeigen immer wieder, dass sich durch eine solche Behandlung selbst bedenkliche und kontrollbedürftige Laborwerte der Leber deutlich verbessern können und damit einhergehend die Lebensqualität der Patienten!

Da die möglichen intrahepatischen Flussbehinderungen nahezu allesamt pathologischer und nicht dysfunktionaler Natur sind und natürlich Kontraindikationen für eine direkte Behandlung der Leber darstellen, sollte die Aufmerksamkeit des Therapeuten den Spannungsverhältnissen des Thorax und des Mediastinums mit den darin eingebetteten venösen zirkulatorischen Strukturen gelten (V. cava, Perikard, rechter Vorhof und gesamtes Herz).

Es dürfte sehr schnell klarwerden, warum und dass es sich um mechanische Einflüsse handelt, die sekundär Probleme in der Perfusion verursachen können und es durchaus mechanischer Arbeit und Manipulation bedarf, zirkulatorische Defizite auszugleichen, wenn nicht sogar zu beheben. Gleichwohl kann ein primär zirkulatorisches Problem (Leberparenchymverdichtung infolge einer früheren infektiösen Hepatitis und Druckerhöhung im portalen System) deutliche Auswirkungen auf die Mechanik der Wirbelsäule, Rippen, Muskeln und Faszien nach sich ziehen. Man bedenke mögliche Spannungsverhältnisse bis hin zu schmerzbedingten Schonhaltungen, die sich durch eine gestaute, in ihrer Kapsel „aufgepumpte“ Leber für das Zwerchfell und damit auch für seine knöchernen Anheftungspunkte und muskulären Verbindungen ergeben. Zudem an die dadurch übertragenen Spannungen auf das Omentum minus (**Lig. hepatogastricum, Lig. hepatoduodenale, Lig. hepatooesophageale**) und damit auf die im Omentum verlaufenden Strukturen (**Ductus choledochus, A. hepatica propria, V. porta, Nerven**) und die kleine Magenkurvatur, den abdominalen Ösophagus und das Duodenum. Oder an die oft schmerzhaften und aufgeblähten Zustände im Abdomen infolge der Stauung in die venösen Darmgefäße und die sich dadurch verändernde Statik und Atemmuster. Viele Folgen und Anpassungen sind möglich und werden immer wieder an Patienten beobachtet und befundet.

Merke

Mechanische Einflüsse können zirkulatorische Probleme verursachen.

Zirkulatorische Probleme können Auswirkungen auf die Mechanik der Wirbelsäule, der Muskeln und Bänder haben.

Die Lymphe kann ebenfalls in ihrem Fluss gestört sein. Ihr Abfluss erfolgt entlang der den Magen versorgenden Arterien zu den Nodi coeliaci. Vor der Cisterna chyli kommt es zum Zusammenschluss mit beiden Lumbalstämmen. Nach Durchtritt durch das Zwerchfell zusammen mit der Aorta und der V. azygos im Hiatus aorticus fließt die Lymphe im Ductus thoracicus durch das hintere Mediastinum zum linken Venenwinkel. Kommt es irgendwo auf diesem Wege zu einer Flussbehinderung (meist durch äußere mechanische Einflüsse), können sich abdominale Symptome mit heftigen Schmerzen und vegetativer Begleitsymptomatik entwickeln.

Eine Lymphstauung im Bereich des linken Venenwinkels aufgrund hoher venöser Drücke sollte jeden Therapeuten nicht nur an mechanische Ursachen, sondern auch an ernsthaftere Probleme im Lungenkreislauf oder mit dem rechten Herz denken lassen (Chronic Obstructive Pulmonary Disease [COPD], Cor pulmonale).

7.4.2 Neurophysiologisch-reflektorische Aspekte

Wie alle Anteile des Magen-Darm-Traktes verfügt auch der Magen über eine autonome Regulation durch das enterische Nervensystem (Plexus myentericus, Plexus submucosus). Dieses ist wesentlich an der Regulation der lebenswichtigen Magen-Darm-Funktionen wie Motilität, Sekretion, lokale Durchblutung (Mikrozirkulation) und Abwehrmechanismen beteiligt. Über die parasympathischen und sympathischen Anteile des Vegetativums erfolgt lediglich eine Modulation dieser Tätigkeit (► Abb. 7.3):

- **Parasympathisch** aus beiden Nn. vagi, die als Trunci vagales den Ösophagus nach kaudal begleiten und zusammen mit ihm durch das Diaphragma treten. Am Magen gehen daraus der Plexus gastricus anterior (linker Vagus) und der Plexus gastricus posterior (rechter Vagus) hervor, die entsprechend ihrer Lage den Magen versorgen. Direkt nach dem Durchtritt durch das Zwerchfell gehen die Rr. pylorici aus den Trunci ab, die vorerst mit vagalen Leberästen zur Leberpforte ziehen, dann aber im Omentum minus nach kaudal verlaufen, um dort den Pylorus zu versorgen. Die Effekte des Vagus am Magen sind eine Steigerung der Motorik und der Sekretion sowie eine Vasodilatation.
- **Sympathisch** erfolgt die Versorgung über den N. splanchnicus major (präganglionäre Fasern, aus dem 5.–9. Thorakalganglion des Grenzstrangs), der durch den medialen Lumbalspalt des Zwerchfells hindurch verläuft und über die Ganglia coeliaca (postganglionäre Fasern) zum Plexus coeliacus (um den Truncus coeliacus gelegen) zieht. Entgegen dem Parasympathikus hemmt er die Motorik und die Sekretion des Magens und sorgt für eine Vasokonstriktion.

Parallel mit der lokalen und zentralen neuronalen Steuerung der Magenfunktionen findet natürlich eine humorale (Gastrin, Sekretin, Cholecystokinin, Glukagon) statt, die an die neuronale ähnlich eng wie an die flüssige und damit nicht zuletzt an die mechanische Ebene gekoppelt ist. Somit gilt es herauszufinden, wo und wodurch neuronale Strukturen auf ihrem Weg zum Magen oder vor Ort beeinträchtigt werden, und entsprechende Techniken zur Entlastung dieser anzuwenden, um wieder eine optimalere Signalübertragung und damit ein besseres Funktionieren zu gewährleisten.

Beeinträchtigungen können beispielsweise durch folgende Strukturen verursacht werden:

- Foramen jugulare/Schädelbasis
- Muskulatur/Faszien/Organe im Verlauf des Vagus im Hals
- Druck- und Spannungsverhältnisse im Mediastinum (Ösophagus, Perikard/Herz)
- Diaphragma, Hiatus oesophageus (mögliche Hernien, venöser Plexus oesophageus)
- Omentum minus, Plexus coeliacus, paraaortale Ganglien

Nicht zu vergessen ist allerdings, dass etwaige Symptome auch „nur" durch den zentralnervösen Zustand/Input hervorgerufen werden. Menschen mit einem z. B. berufsbedingt aufgehobenem Tag-Nacht-Rhythmus werden auch dem Verdauungstrakt keine zirkardiane Rhythmik bieten können bzw. die Bemühungen des enterischen Nervensystems und des endokrinologischen Systems, in einem gesunden physiologischen Rhythmus zu arbeiten, ständig stören. Stresshormone wie Kortisol

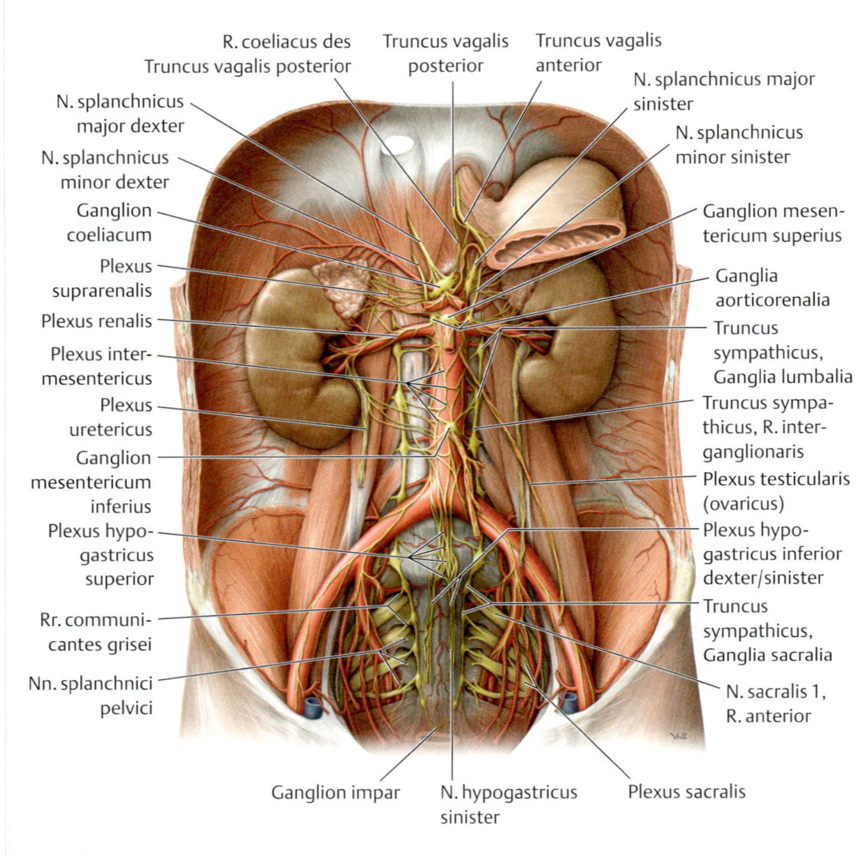

Abb. 7.3 Die vegetativen Ganglien im Oberbauch können von Dysfunktionen des Magens und anderer Oberbauchorgane beeinflusst werden und vegetative Reaktionen im ganzen Körper auslösen. (Schünke M, Schulte E, Schumacher U. Prometheus. LernAtlas der Anatomie. Innere Organe. Illustrationen von M. Voll und K. Wesker. 4. Aufl. Stuttgart: Thieme; 2014: 224)

overrulen die übliche Sekretionsverminderung im Sympathotonus und sorgen trotzdem für eine vermehrte Säureproduktion der Magenschleimhaut.

Natürlich ist unter neurologischen Gesichtspunkten auch der umgekehrte Weg, der über die afferenten Bahnen Richtung Zentralnervensystem, möglich [1]. Der sensible Anteil des N. phrenicus (u. a. peritonelaer Überzug des Mageneingangs, der Leber und Gallenblase) sendet seine Informationen zu den Rückenmarksegmenten C 3–5 und sorgt dort aufgrund seiner Dauerreizung für ein Dauerinput. Was nach der Theorie des fazilitierten Segments auch die efferenten Bahnen aus diesen Segmenten in Daueraktivität versetzen kann [2]. So kann sich bei einem Magenproblem ein ausstrahlender Schmerz im Bereich der linken Schulter zeigen (Dermatome C 3–5), sogar ein Druckschmerz kaudal und medial der linken Skapula. Zu denken ist auch an die vom Plexus cervicales und Plexus brachiales innervierten Muskeln (▶ Abb. 7.4)!

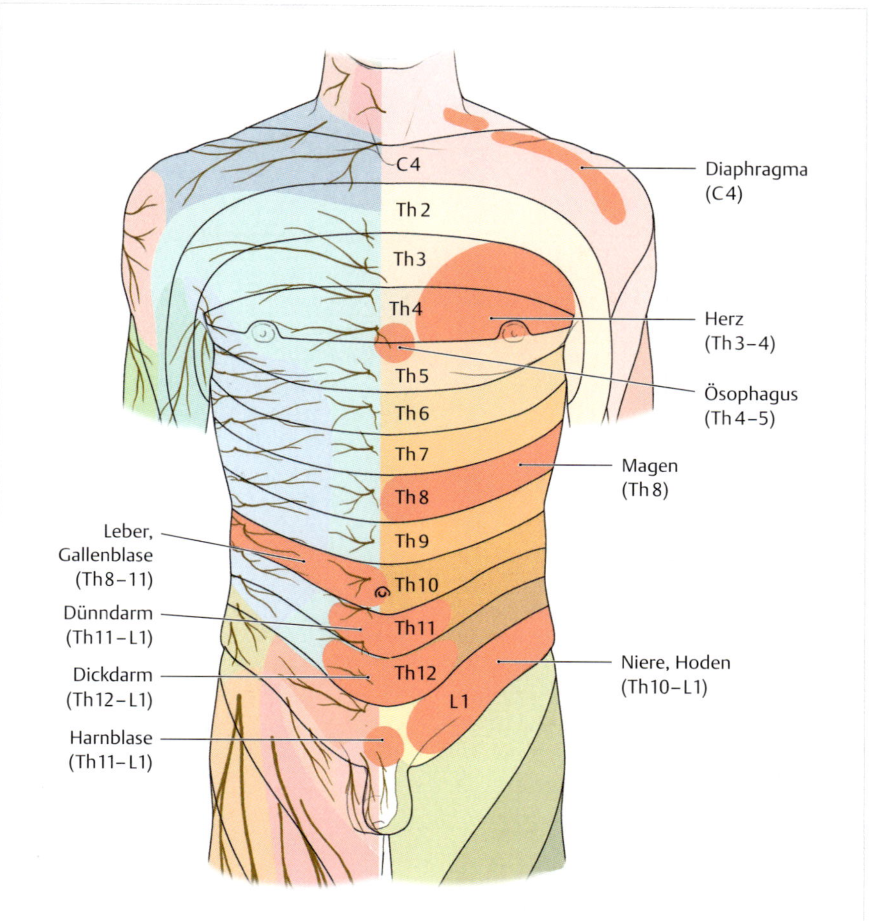

Abb. 7.4 Aufgrund neuronaler Konvergenz kann es bei Dysfunktionen des Magens zu Schmerzempfindung in der entsprechenden Head'schen Zone kommen. (Schünke M, Schulte E, Schumacher U. Prometheus. LernAtlas der Anatomie. Innere Organe. Illustrationen von M. Voll und K. Wesker. 4. Aufl. Stuttgart: Thieme; 2014: 73)

Dauerhafte nozizeptive Signale können auch weitere reflektorische Folgen haben und umschriebene algetische Phänomene nach sich ziehen, die unter den viszerokutanen und viszerosomatischen Reflexen und dem Referred Pain einzuordnen sind. Bei einem akuten Magenleiden fallen sie deutlich lebhafter aus als bei chronischen Magenleiden. Allen gemeinsam jedoch ist die Linksasymmetrie im Auftreten. So werden regelmäßig über den Dermatomen Th 5–Th 9 oberflächliche und tiefe Hyperalgesien beobachtet, ventral oftmals großflächiger als dorsal. Es kommt zu einer Tonuserhöhung der aus den magenassoziierten Segmenten versorgten Muskulatur und damit zu Haltungsasymmetrien und zum Verzug des Nabels aus der Mittelinie, die am besten im Liegen beurteilt werden können. Die Blockaden der entsprechenden

Wirbelsäulensegmente sind ebenfalls üblich. Zudem werden in den entsprechenden Dermatomen vasomotorische Zeichen einschließlich Dermografismus beobachtet sowie vermehrte Schweißsekretion und Piloarrektion. Im Gesicht kann linksseitig insbesondere bei akuten Geschehen eine exzessive sympathische Mydriasis auftreten. Typisch für Magenleiden ist die ausgeprägte Nasolabialfalte, die auf eine mimische Verkrampfung zurückzuführen ist. In der Folge zeigt sich eine erweiterte Lidspalte auf der gleichen Seite. Im Seitenvergleich ist das Chvostek-Zeichen links lebhafter auslösbar als rechts.

Die Umkehrung der viszerokutanen Reflexe in „kutiviszerale" Reflexe macht man sich bei der Anwendung feuchter Wärme auf der algetischen Haut zunutze – oft mit verblüffendem Erfolg. Ebenso kann es hilfreich sein, Muskelspannungen und Blockaden der Wirbelgelenke zu lösen, jedoch nicht ohne den Fokus auf die kausalen Zusammenhänge zu verlieren und dem Patienten gegebenenfalls auch zu einer Umstellung der Lebens- und Ernährungsgewohnheiten zu raten.

7.5 Zusammenfassung

Obwohl sich der Magen als inneres Organ dem direkten manualtherapeutischen Zugang verwehrt, zeigen sich vielfältige Möglichkeiten, ihn trotzdem positiv zu beeinflussen. Sei es durch die Manipulation des Magens durch die Bauchdecke hindurch oder durch gekonnte Beeinflussung faszialer, muskulärer und assoziierter knöcherner Strukturen. Gezielt können auch Nerven und Gefäße behandelt und der Flüssigkeits- und Stoffaustausch bis auf zelluläre Ebene optimiert werden. Ziel der osteopathischen Behandlung ist es, die möglichen körperlichen Voraussetzungen für ein gutes Funktionieren des Magen zu schaffen, immer eingebettet in die Betrachtung und, wenn notwendig, die Korrektur der Lebens- und Ernährungsgewohnheiten des Patienten. Die Ursachen (► Abb. 7.5) für Magenschmerzen können u. a. Folgende sein:

- Ligamente
- Nachbarorgane
- Gefäße
- Nerven

Überblick Grundlagenwissen

- Anatomie/Topografie Ösophagus/Magen, Oberbauch, Thorax
- Physiologie/Biochemie Magen
- Innervation
- Zirkulation/Pfortaderkreislauf
- hormonelle und reflektorische Steuerung
- parietale und neurologische assoziierte Strukturen

Literatur

[1] Caspary WF, Mössner J, Stein J. Therapie gastroenterologischer Krankheiten. Heidelberg: Springer; 2005

[2] Hansen K, von Staa H. Reflektorische und algetische Krankheitszeichen der inneren Organe. Stuttgart, Leipzig: Thieme; 1938

[3] Korr IM, Hrsg. The Neurobiologic Mechanisms in Manipulative Therapy. New York: Plenum Press; 1978

[4] Liem T, Dobler T, Puylaert M. Leitfaden Viszerale Osteopathie. München: Urban Fischer; 2005

[5] Schmidt RF, Thews G. Physiologie des Menschen. 27. Aufl. Heidelberg: Springer; 2011

[6] Van Cranenburgh B. Segmentale Phänomene. München: Kiener; 2011

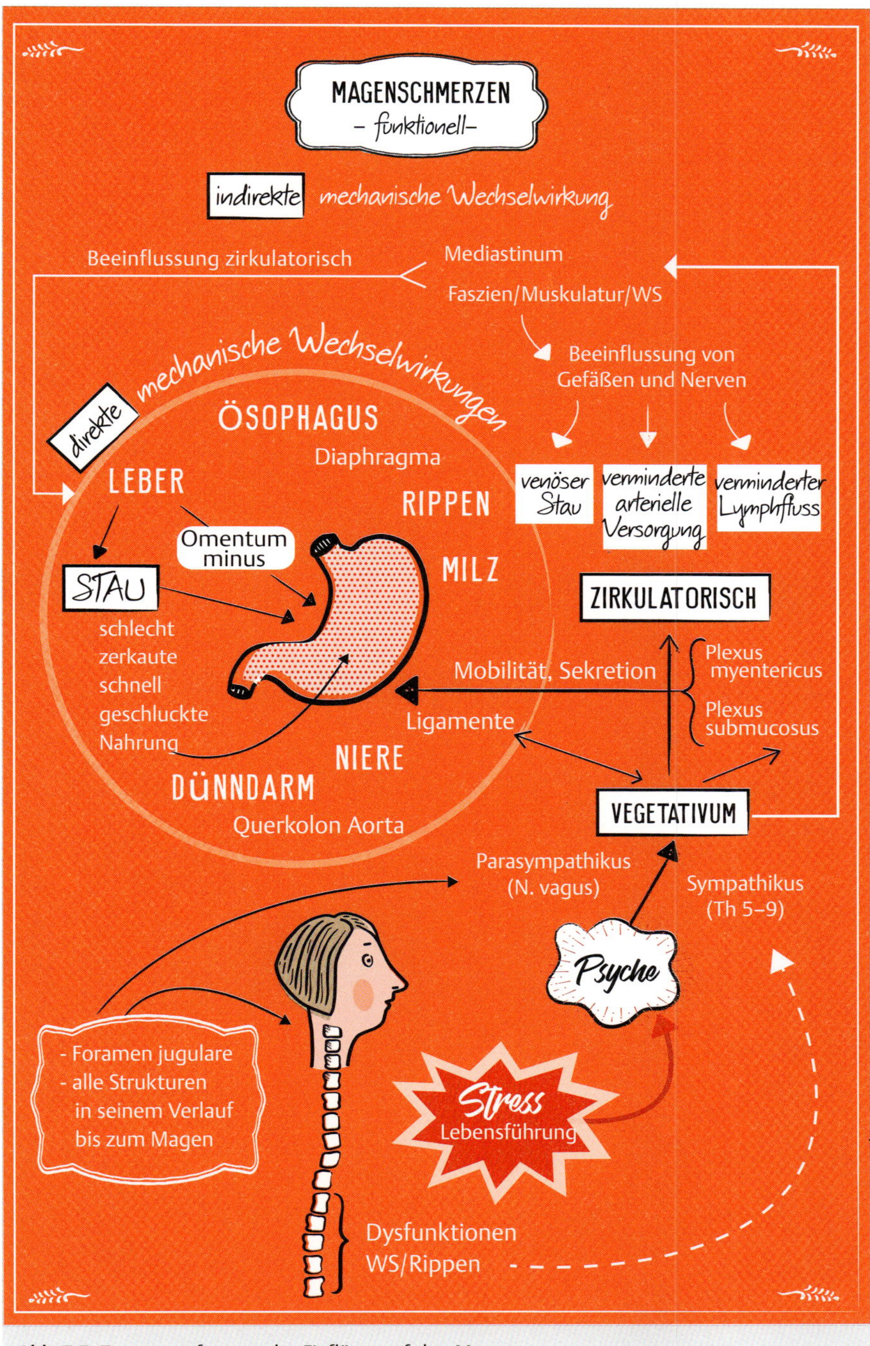

Abb. 7.5 Zusammenfassung der Einflüsse auf den Magen.

Teil 8

Schulter-Arm-Syndrom, Brachialgie, Schulterschmerz

8 Schulter-Arm-Syndrom, Brachialgie, Schulterschmerz

8.1 Einleitung

Schulter-Arm-Schmerzen sind ein sehr häufiger Konsultationsgrund in der osteopathischen Praxis. Die Übergänge zwischen muskulären Verspannungen im Nackenbereich und Schmerzen in der Schulter oder im Arm sind fließend und bedingen einander sogar häufig. Liegt keine absolute OP-Indikation aufgrund eines Traumas, einer Verletzung, Nervenkompression oder anderer Gegebenheiten vor, lohnt sich immer der Therapieansatz der osteopathischen Behandlung. Insbesondere bei OP-Empfehlungen bei degenerativen Veränderungen, die aufgrund von Fehlstellungen der beteiligten Gelenkpartner zustande kommen. Die Erfahrung zeigt, dass dadurch doch etliche operative Eingriffe vermieden werden können. Voraussetzung ist das grundlegende Verständnis der gesamten oberen Extremität und der Zusammenhänge im Hinblick auf den Gesamtorganismus.

8.2 Fakten

8.2.1 Definition

Als Brachialgie bezeichnet man Schmerzen, die in einem oder beiden Armen auftreten oder in diese strahlen. Nicht selten sind diese begleitet von einem Taubheitsgefühl oder auch Lähmungen, Hitze- oder Kältegefühlen, Schwellungen oder Schwitzen. Der Symptomkomplex ist die Folge einer Überbelastung muskulärer, gelenkiger und knöcherner Strukturen oder auch die Folge einer meist mechanischen Reizung oder Schädigung der somatischen und vegetativen Nervengeflechte und regionalen Blutgefäße mit entsprechenden Ausfällen und vasomotorischen Erscheinungen im Versorgungsgebiet.

Die Lokalisationen des Schmerzes und der Missempfindungen sind wenig typisch – von Schulter über Oberarm bis radialer oder ulnarer Unterarm und Hand ist alles möglich. Eine umfassende Diagnostik, die pathologische Vorgänge (Degenerationen, BSV, Tumoren, Entzündungen, Infektionen, andere organpathologische oder systemische Erkrankungen etc.) ausschließt, ist obligat.

8.2.2 Symptome

- Schmerzen in Schulter, Arm, Hand
- Parästhesien, Lähmungen, Missempfindungen, Schwellungen, Schwitzen in Schulter und Arm/Hand

8.2.3 Betroffene Organe/ Körperregionen

- Schulter/Arm einseitig oder beidseitig

8.2.4 Verdachtsdiagnose

- funktionell bedingtes Schulter-Arm-Syndrom

8.2.5 Wichtige Differenzialdiagnosen mit ähnlicher Symptomatik

- zervikaler oder hochthorakaler Bandscheibenvorfall
- Neuroforaminaeinengung durch knöcherne Strukturen
- Wirbelkörpertumoren und andere Raumforderungen
- Gefäßerkrankungen wie Stenosen oder Thrombosen
- entzündliche Erkrankungen, lokal oder systemisch
- Infektionen

8.3 Fallbeispiel

Die Patientin, 54 Jahre alt und selbstständige Friseurin, kommt in die Praxis mit einer schmerzhaften und in der Bewegung eingeschränkten Schulter rechts, die ihr kaum noch das Arbeiten am Kunden ermöglicht, weil sie den Arm nicht heben kann. Die zierliche Patientin ist Rechtshänderin und beschreibt einen seit 5–6 Wochen zunehmenden Schmerz bei Bewegung der rechten Schulter, besonders wenn sie mit Fön oder Schere arbeitet, aber auch nächtlichen Ruheschmerz, der sie kaum noch schlafen lässt. Sie war bereits beim Orthopäden und erhielt von diesem, nachdem sie „in der Röhre" (Magnetresonanztomografie, MRT) war, die Diagnose „Impingement-Syndrom" mit einer OP-Empfehlung. Das ginge für sie aber nicht, weil sie so lange in ihrem Salon nicht ausfallen könne. Sie berichtet, dass die vom Orthopäden verschriebene Physiotherapie so schmerzhaft war, dass sie nicht wieder hingegangen sei. Der Schulter- und Nackenbereich sei immer verspannt und schmerzt, ebenso der untere Rücken, gerade nach langen Arbeitstagen im Salon. Die Schmerzen seien schleichend gekommen, auf die Schulter gefallen sei sie nicht, sie kann sich auch sonst an keine heftige oder ruckartige Bewegung erinnern, die die Schmerzen ausgelöst haben könnten.

8.3.1 Weitere Anamnese

► **Operationen.** Keine

► **Trauma.** Keine

► **Medikamente.** Ibuprofen half ihr nur anfänglich, sie bekommt davon Magenschmerzen.

► **Labor.** Die Patientin gibt an, sie müsse regelmäßig zur Laborkontrolle, weil sie als Kind eine Hepatitis hatte und ihre Leberwerte immer zu hoch und grenzwertig seien. Deswegen durfte sie auch nie die Anti-Baby-Pille nehmen und passe auch sonst mit Medikamenten genau auf. Sie trinke daher auch keinen Alkohol, er schmeckt ihr sowieso nicht.

8.3.2 Auffälligkeiten im Befund

Im Befund zeigen sich die rechte Schulter hoch und ventral stehend im Vergleich zur linken und eine Hypertension im Trapezius beidseitig, den Scaleni und den ventralen Thoraxmuskeln. Die erste Rippe rechts ist in Inspirationsstellung fixiert, verstrichene Fossae supraclaviculares und angespannte Mm. sternocleidomastoidei beidseitig. HWS und CTÜ zeigen schmerzhafte Bewegungseinschränkungen in der Rotation nach rechts und links, die Muskulatur ist ebenfalls druckdolent. Der Thorax erscheint insgesamt sehr rigide und kyphosiert, es finden sich sehr druckschmerzhafte Sternokostalgelenke, das Diaphragma ist angespannt und in mittlerer Position fixiert. Die Durchführung der Bauchatmung verursacht Krämpfe in den Pfeilern bzw. in der paravertebralen lumbalen Muskulatur. Im Stehen imponiert ein vorgewölbter Unterbauch, liegend ist das Abdomen weich, der Leberrand tastbar und leicht druckdolent, was sich bei Inspiration verstärkt. Curvatura major des Magens ist schmerzhaft, der epigastrische Winkel und der Pylorus sind sehr unangenehm in der Palpation. Über dem Zäkum und Sigmoid finden sich ebenfalls Druckdolenzen, beide sind lateral fixiert, der Dünndarm ist ptosiert und schmerzhaft bei dem Versuch der Mobilisation.

Möglicher Ausgangspunkt ist die Leber mit der stattgehabten Hepatitis und ihrem auffälligen Tastbefund. Sie ist über viszeral-afferente Fasern den Segmenten Th 5–Th 9 zugeordnet, auch der N. phrenicus leitet sensible Afferenzen aus dem peritonealen Überzug der Leber nach zentral. Über die erwähnten Reflexe können sowohl trophische Störungen für die obere Extremität die Folge sein (Sympathotonus erhöht,

Th 2–Th 8) als auch ein erhöhter muskulärer Tonus von Thorax sowie ventraler und lateraler Bauchwandmuskulatur aus den Segmenten Th 5–Th 9 und von M. subclavius, supraspinatus, infraspinatus, pectoralis major et minor, teres major und subscapularis, welche aus dem Plexus cervicobrachialis versorgt werden (Affektion des N. phrenicus C 3–C 5).

Überdies kann auch der Mechanismus des Referred Pain Schmerzen in der Schulter und im ventralen Dermatom Th 10 verursachen. Dieser entsteht durch sogenannte neuronale Konvergenz: Afferenzen innerer Organe laufen gemeinsam mit Afferenzen bestimmter Hautareale und projizieren auf dieselben Neurone der Schmerzbahn. So wird ein Reizzustand des Organs als Schmerz auf der Haut wahrgenommen.

Der sehr angespannte Thorax, das fixierte Zwerchfell können aber auch zirkulatorisch Einfluss auf das Geschehen nehmen, in dem der Abfluss der Leber behindert ist. Eine Kongestion der Leber hätte neurologische Folgen sowie den Rückstau in ihr komplettes Drainagegebiet zur Folge. Das findet sich ebenfalls im lumbalen Bereich und in den unteren Extremitäten, natürlich begünstigt durch den stehenden Beruf der Patientin, das Ptosieren der Bauchorgane, aber auch durch einen Stau in die V. cava inferior, die Vv. iliacae bzw. femorales (Becken und untere Extremitäten). Die Schmerzsymptomatik im Lumbalbereich rührt unter zirkulatorischen Gesichtspunkten von einer übermäßigen Beanspruchung der venösen Drainagewege um die Wirbelsäule her (Plexus venosus vertebralis internus et externus).

8.3.3 Behandlung

Liegt keine primäre Degeneration vor, gilt es, neurologische bzw. neuromuskuläre Verbindungen zu betrachten, um der Ursache nahe zu kommen. Einfluss auf die Muskulatur und Trophik bestimmter Körperregionen können die inneren Organe über die viszerosomatischen und viszerovegetativen Reflexe nehmen. Durch sie kann es zur Tonuserhöhung in den Muskeln kommen bis hin zum Hartspann und einem geweblichen Umbau. Auch vegetative Störungen sind möglich.

Begonnen wird mit der Behandlung von Thorax, Diaphragma, Mediastinum, V. cava sup., Omentum minus mit Ductus choledochus sowie Duodenum II mit Papilla vateri. Im Zwischenbefund zeigen sich bereits eine Minderung der Druckdolenzen im Oberbauch sowie eine Abnahme der Schmerzsymptomatik der rechten Schulter, deren passive Beweglichkeit ebenfalls besser wird. Es folgen Drainagetechniken für die venösen Abflüsse im Thoraxbereich. Das rechte Schultergelenk und angrenzende Gelenke werden mittels GOT-Techniken behandelt. Die erste Rippe rechts wird mittels faszialer Techniken und Muskelenergietechniken nach Mitchell (M. scaleni und der HWS-Muskulatur) behandelt, die HWS und CTÜ mittels BLT- und BMT-Techniken. Im Abdomen werden der Dünndarm sowie Zäkum und Sigmoid nach Abnahme der Druckdolenzen mobilisiert. Abschließend erfolgt eine Leberdrainagetechnik.

Die Patientin wird nach 3 Wochen erneut in meiner Praxis vorstellig und weist eine deutliche Verbesserung der Symptome auf, was durch den Befund objektiviert werden konnte.

8.4 Osteopathisch-differenzialdiagnostische Betrachtung

8.4.1 Funktionelle Ursachen einer Brachialgie

Überlastungs- und fehlbelastungsinduzierte Dysfunktion sind zurückzuführen auf eine intensive körperliche und/oder monotone Belastung (Arbeitsplatz, Sport und Freizeit) [1], durch die Gelenkreizungen auftreten, insbesondere der Schulter- und Ellenbogengelenke, die Schmerzen nach proximal und distal ausstrahlen und damit eine vertebragen-reflektorische Ursache vortäuschen (► Abb. 8.1). Mit subjektiv gleichen Folgen kann auch die umgebende Muskulatur wie der M. pectoralis major, M. deltoideus, M. supra- und M. infraspinatus überbelastet werden. Bei der häufig anzutreffenden habituellen kyphotischen Haltung kommt es zu einer Überlastung des M. levator scapulae und der Mm. rhomboidei mit teils heftigen Schmerzen zwischen den Schulterblättern und Ausstrahlungen in Nacken, Schulter und Arm.

Andauernde Gelenkreizungen oder anderweitige chronische Gelenkdysfunktionen der oberen Extremitäten führen neben ausstrahlenden Schmerzen über eine dauerhafte Aktivierung von Mechanorezeptoren und Nozizeptoren aber auch zu einem reflektorisch erhöhten Muskeltonus, der ebenfalls mit Schmerzen einhergehen kann.

Die reine Überlastungserscheinung folgt nicht dem segmentalen Muster. Dadurch ergäbe sich also die Möglichkeit zur Differenzierung –, diese ist jedoch schwierig, da beide parallel auftreten können. Vom spondylogenen Syndrom lassen sie sich ebenfalls kaum abgrenzen.

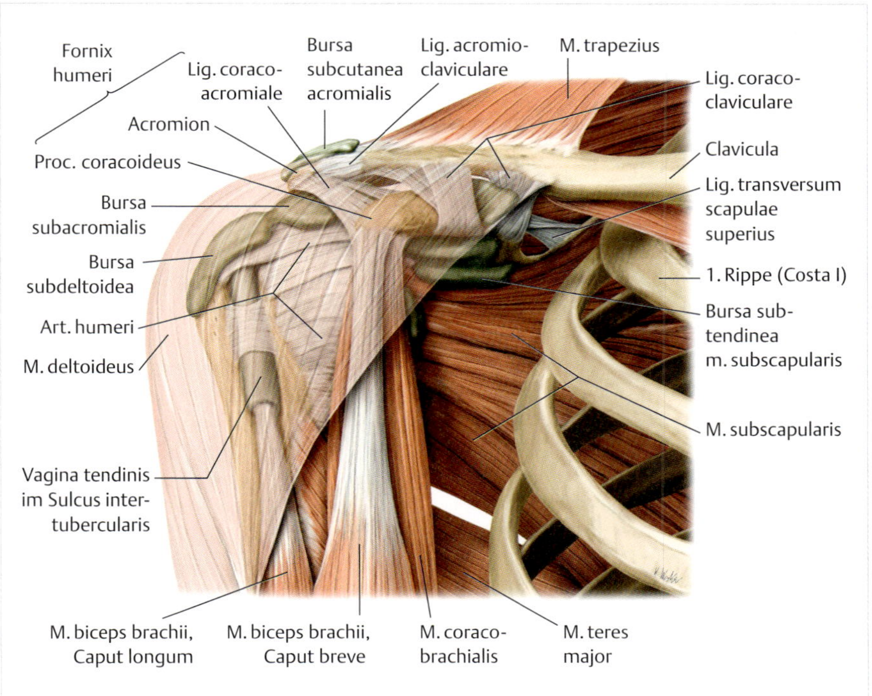

Abb. 8.1 Diverse Schleimbeutel (Bursen) dämpfen die mechanischen Kräfte im Schultergelenk und schützen vor übermäßiger punktueller Belastung. (Schünke M, Schulte E, Schumacher U. Prometheus. LernAtlas der Anatomie. Allgemeine Anatomie und Bewegungssystem. Illustrationen von M. Voll und K. Wesker. 4. Aufl. Stuttgart: Thieme; 2014: 270)

8.4.2 Vertebragen (spondylogen)-reflektorische Ursachen

Afferenzquellen bei der spondylogenen Brachialgie sind die Intervertebralgelenke mit den dazugehörigen Sehnen, Bändern und Kapseln, den Bandscheiben (Anulus fibrosus) und Gefäßen, die alle reichlich mit Nozizeptoren und Mechanorezeptoren ausgestattet sind [1]. Jegliche funktionelle Störung oder Schädigung der Segmente der unteren HWS durch chronische oder akute Fehlbelastungen oder Traumata, aber auch eine Degeneration führt zur Reizung der Nozizeptoren und Mechanorezeptoren und einer Signalübermittlung über den R. recurrens (R. meningeus, N. sinuvertebralis) in das entsprechende Rückenmarksegment. Dies kann, muss aber nicht mit einer lokalen Schmerzwahrnehmung einhergehen.

Durch neuronale Konvergenz kann nun das Phänomen des Referred Pain ausgelöst werden und z. B. ein Schulterschmerz auftreten (▶ Abb. 8.2). Durch interneuronale Umschaltung im Rückenmark kann es ebenfalls zu einer Aktivierung der segmentzugehörigen motorischen Vorderhornzellen kommen, die ihrerseits Efferenzen auslösen, ohne dass es dem Patienten bewusst wird. Es gilt zu bedenken, dass ein Vertebralgelenk und die zugehörige autonome Muskulatur nicht nur aus einem, sondern mehreren Segmenten innerviert werden und auch sogenannte intersegmentale Anastomosen nachgewiesen sind [4]. Somit gelangen bei Störung nur eines Bewegungssegmentes immer Afferenzen aus mehreren Segmenten in das Hinterhorn des Rückenmarks. Als Ergebnis der genannten Umschaltung auf die Vorderhornzellen ist eine Tonuserhöhung der entsprechend segmental innervierten peripheren Muskulatur zu finden, die sich zu schmerzhaften Tendomyosen ausbauen und die Biomechanik der beteiligten Strukturen (Gelenke) erheblich beeinflussen kann. Im Zusammenhang mit einer gestörten Trophik, begründet durch eine parallele Reizung der sympathischen Efferenzen im Segment (vegetative Reflexe, Veränderungen des Hautturgors, der Schweißsekretion, Piloarrektion und Gefäßmodulation) kann diese Situation zu massiven Funktionsstörungen bis hin zu Degeneration und Pathologie führen. In der Literatur finden sich weiterführende Informationen zur Neurologie und Segmentanatomie (Kap. 11). Zu empfehlen ist hier im Besonderen Wancura-Kampik 2010 [3].

8.4.3 Viszerogen reflektorisch (viszerosomatisch, viszerovegetativ)

Die Mechanismen des Referred Pain, der reflektorischen Aktivierung von Muskeln und vegetativen Reaktionen greifen natürlich nicht nur bei Affektion von Wirbelsäulenstrukturen und wirbelsäulennahen Strukturen, sondern auch bei Störungen von inneren Organen und Strukturen entsprechend ihrer segmentalen Zuordnung und Verschaltung.

Bekanntestes Beispiel für den Refered Pain sind die Schmerzen im linken Unterkiefer, in der linken Schulter und Arm bei einem akuten Herzinfarkt oder einer Angina pectoris (AP). Hier aktiviert die akute ischämische Gewebeschädigung die Nozizeptoren, die ihre Signale nach zentral weitergeben und im Rahmen der neuronalen Konvergenz auf dieselben Neurone der Schmerzbahn projizieren, über die auch die Afferenzen der Hautareale der linken oberen Extremität laufen.

Auch die vegetative Reaktion ist allgemein bekannt mit kaltschweißiger blasser Haut, die jedoch verständlicherweise in einem solchen akuten Falle nicht lokal bzw. segmental begrenzt bleibt, sondern aufgrund der einhergehenden Kreislaufinstabilität systemisch gesteuert wird und abläuft. Mit Sicherheit ist auch von einer Tonuserhöhung der aus Th 1–Th 4 innervierten Muskulatur auszugehen, im Akutfall

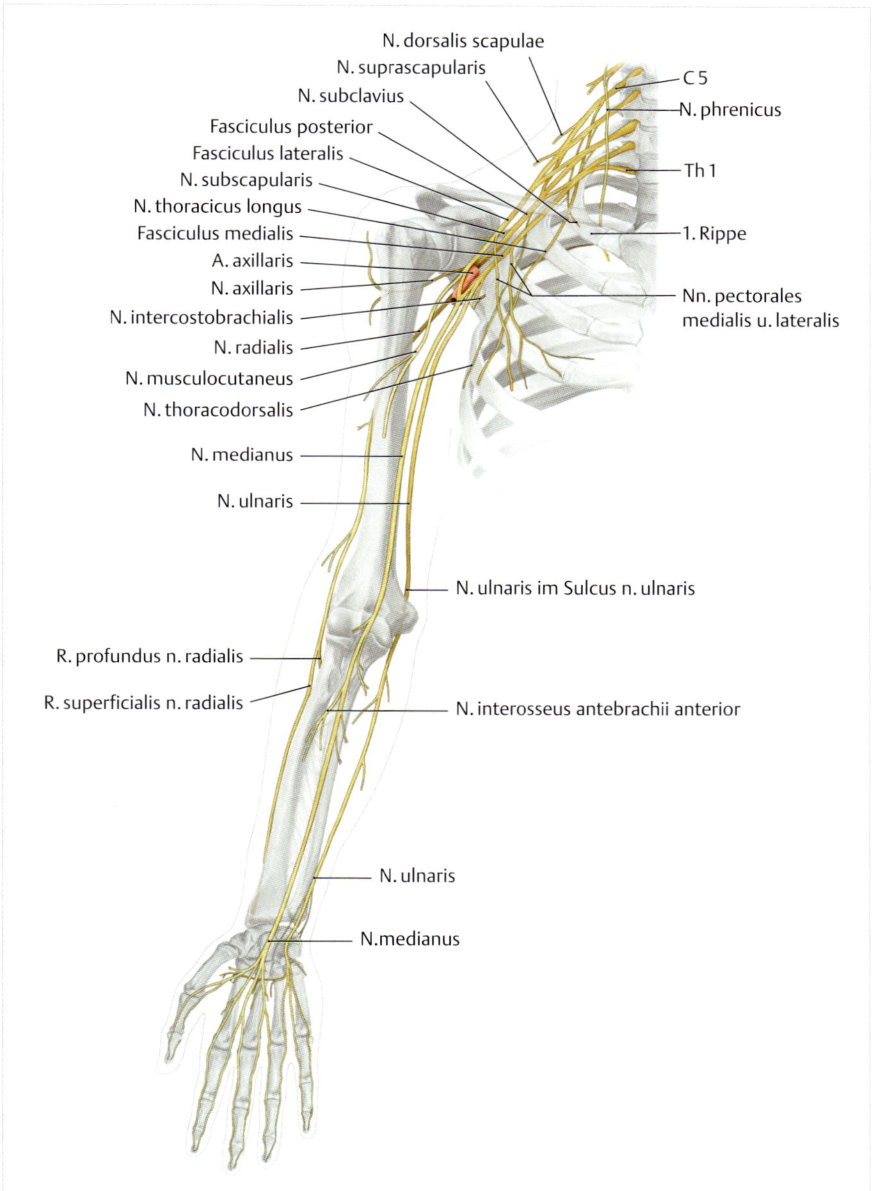

Abb. 8.2 Die Innervation der Muskulatur erfolgt aus den Ästen des Plexus brachialis. Treten bei den Nervenästen mechanische Beeinträchtigungen auf (Bandscheibenvorfall, Engpasssyndrom), kann das Auswirkungen auf die Funktion der Muskulatur und damit die Führung des Schultergelenks haben. (Schünke M, Schulte E, Schumacher U. Prometheus. LernAtlas der Anatomie. Allgemeine Anatomie und Bewegungssystem. Illustrationen von M. Voll und K. Wesker. 4. Aufl. Stuttgart: Thieme; 2014: 299)

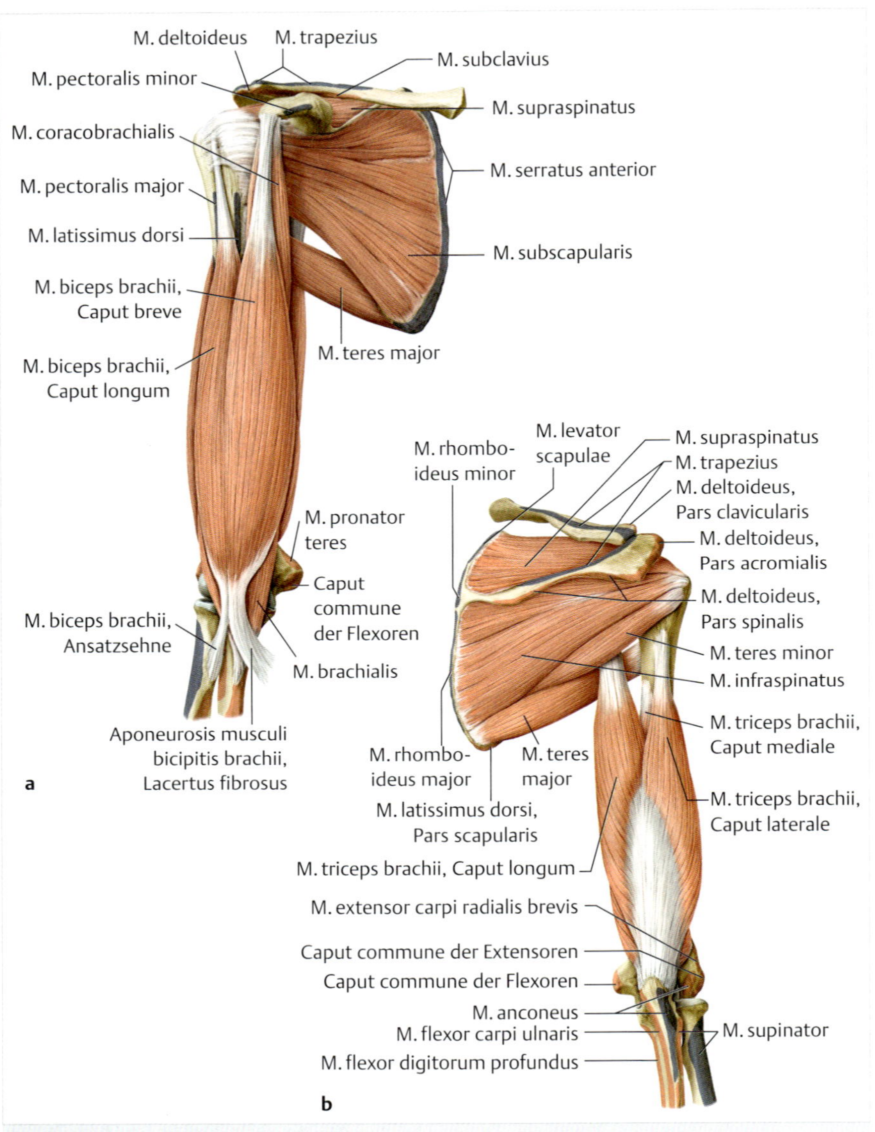

Abb. 8.3 Diverse Muskeln stehen ventral und dorsal in engster Beziehung zum Schultergelenk und nehmen großen Einfluss auf die Kräfteverhältnisse und damit auf die Position der Gelenkpartner und deren Belastung.

a Ventrale Muskulatur. (Schünke M, Schulte E, Schumacher U. Prometheus. LernAtlas der Anatomie. Allgemeine Anatomie und Bewegungssystem. Illustrationen von M. Voll und K. Wesker. 4. Aufl. Stuttgart: Thieme; 2014: 334)

b Dorsale Muskulatur. (Schünke M, Schulte E, Schumacher U. Prometheus. LernAtlas der Anatomie. Allgemeine Anatomie und Bewegungssystem. Illustrationen von M. Voll und K. Wesker. 4. Aufl. Stuttgart: Thieme; 2014: 338) steht jedoch die internistische Problematik absolut im Vordergrund, sodass die Befunderhebung schlichtweg nicht stattfinden kann und sollte. Vielleicht hat die oft beschriebene Symptomatik und im Namen der Angina pectoris bereits benannte „Brustenge“ mit einer solchen Tonusveränderung zu tun: Betroffene beschreiben dieses Gefühl, als stünde ein LKW auf ihrer Brust.

In der Praxis sind häufig Patienten anzutreffen, die anamnestisch eine Koronare Herzkrankheit (KHK), Angina pectoris oder auch einen Myokardinfarkt (AMI) angeben und über eine abnorm hohe Thoraxspannung verfügen, die es ihnen kaum ermöglicht, eine gesunde und notwendige Beweglichkeit und Elastizität zu erleben. Es bleibt offen, ob die Herzerkrankung den Thorax derart beeinflusst oder der Thorax das Herz einschränkt und ihm in die Dysfunktion und schließlich die Pathologie verhilft. Ein Therapeut sollte von beiden Möglichkeiten ausgehen und im Einzelfall abwägen.

Ein viszerogener Schulter-Arm-Schmerz aufgrund einer Kongestion der Leber ist in der Praxis ebenfalls häufig anzutreffen. Bedingt durch eine venöse Abflussstörung z. B. aufgrund hoher Spannung und Dysfunktion im Zwerchfell und/oder Mediastinum kommt es zum Blutsstau in der Leber. Das geht mit einer Volumen- und Gewichtszunahme dieser einher und bringt Spannung auf deren peritonealen Überzug, die Leberkapsel. Häufig ist dieser Zustand als druckdolenter Leberrand unter dem linken Rippenbogen und im epigastrischen Winkel palpierbar.

Die Leberkapsel wird sensibel vom N. phrenicus versorgt und es kann mit Sicherheit von einer Affektion ausgegangen werden. Durch die dauerhafte Reizung der Segmente C 3–C 5 kann es zu einer somatischen Dysfunktion kommen, da von hier aus der untere Anteil des Plexus cervicalis (C 3 und C 4) und der obere Anteil des Plexus brachialis (C 5) entspringen. Aus diesen Segmenten werden einige Muskeln für das Schultergelenk versorgt (M. subclavius, M. supraspinatus, M. infraspinatus, M. pectoralis major et minor, M. teres major, M. subscapularis). Deren dauerhafte Tonuserhöhung kann nicht nur mit Schmerzen einhergehen, sondern bringt auch erheblichen Druck auf die Gelenkpartner der Schulter, die Nerven und Gefäßstrukturen, was nicht ohne strukturelle Folgen für das Gelenk bleibt.

Nicht nur aus diesem Zusammenhang können trophische Störungen entstehen und eine Degeneration begünstigen. Auch viszerovegetative Reflexe arbeiten in die gleiche Richtung. Die Leber ist über viszeral-afferente Fasern den Segmenten Th 5–Th 9 zugeordnet. Aus diesen Segmenten heraus erfolgt unter anderem die vegetative Versorgung der oberen Extremität. Kommt es durch den dauerhaft erhöhten Sympathotonus zu Störungen vor allem in der Durchblutung, dann ist das Gewebe weniger gut versorgt und regenerierbar und anfälliger für Belastung und Degeneration.

Ähnlich wie bei den beschriebenen Herzpatienten treffen wir auch bei diesen „Leberpatienten“ häufig auf einen sehr rigiden Thorax. Eine Erklärung wäre das abnorm erhöhte motorische Output aus Th 5–Th 9. Eine andere Erklärung findet sich ebenfalls in der Praxis: Da eine gespannte Leberkapsel tatsächlich sehr schmerzhaft ist und die Patienten bei einer normalen Einatmung mittels Zwerchfell jedes Mal zusätzlichen Druck auf diese Kapsel bringen und damit Schmerzen oder auch nur subtile vegetative Phänomene auslösen würden, vermeiden sie dies und atmen immer weiter hochthorakal unter Einsatz der Atemhilfsmuskulatur, was die schwierige Situation sowohl für Leber als auch Schulter noch befeuert. Gleichzeitig ist eine Ausweichhaltung im Sinne von Raumbeschaffung für das große Organ Leber zu beobachten, was an Haltungsasymmetrien oft deutlich zu erkennen ist.

Im Folgenden findet sich eine Auflistung der Thorax- und Bauchorgane mit neurologischem Bezug zu den oberen Extremitäten:

- Herz/Perikard Th 1–Th 4 und N. phrenicus C 3–C 5 und N. vagus
- Lunge Th 1–Th 5 und N. vagus
- Pleura/Mediastinum: Nn. intercostales und N. phrenicus C 3–C 5 sensibel und N. vagus
- Diaphragma N. phrenicus C 3–C 5 motorisch und sensibel
- Ösophagus Th 2–Th 5 und N. vagus bzw. N. larygeus recurrens
- Peritoneum N. phrenicus C 3–C 5 sensibel
- Magen Th 6–Th 9 und N. phrenicus C 3–C 5 sensibel, N. vagus
- Dünndarm Th 5–T 11, N. vagus
- Pankreas Th 5–Th 9, N. phrenicus C 3–C 5 sensibel, N. vagus
- Milz Th 5–Th 9, N. phrenicus C 3–C 5 sensibel
- Leber Th 5–Th 9 und peritonealer Überzug N. phrenicus C 3–C 5 sensibel

8.4.4 Neurovaskuläre Kompression

Das sogenannte Thoracic-Outlet-Syndrom (TOS), das zu den Kompressionssyndromen zählt, kann ebenfalls massive Schmerzen und Probleme in der oberen Extremität auslösen. Es manifestiert sich durch Affektion/Kompression von Plexus brachialis und/oder der A. und V. subclavia an 3 bestimmten Engpässen der oberen Thoraxapertur. Anatomisch prädisponierend hierfür sind die vordere und hintere Skalenuslücke, das Vorhandensein einer Halsrippe, der kostoklavikulare Raum und der korakopektorale Raum, auch als Pectoralis-minor-Syndrom bezeichnet.

Die Symptomatik richtet sich nach der Struktur, die komprimiert wird. In der Regel sind die Durchblutungs- und Empfindungsstörungen und die motorischen Defizite lageabhängig und bessern sich spontan bei Lagekorrektur. Durch bestimmte diagnostische Provokationstests sind sie aber andererseits auslösbar.

Die hintere Skalenuslücke, gebildet von M. scalenus anterior, M. scalenus medius und der ersten Rippe, bietet Durchtritt für den Plexus brachialis und die A. subclavia. Zur Einengung dieses Durchtritts kommt es durch einen Hochstand der ersten Rippe oder eine zusätzliche Halsrippe, durch hypertrophe M. scaleni (Atemhilfsmuskulatur) und eventuell durch knöcherne Anbauten, sogenannte Exostosen. Der insbesondere zur Hypertrophie neigende M. scalenus anterior nimmt seinen Ursprung von den Transversi der Halswirbel 3–6, zieht zum Tuberculum m. scaleni anteriores der ersten Rippe und hebt unter anderem selbige bei Anspannung. Dies in Kombination mit einer hypertrophiebedingten Querschnittszunahme des Muskels kann den Plexus brachialis derart beengen, dass es bis zu Lähmungen der Armmuskulatur kommt. Auch die A. subclavia kann mit einem ausgeprägten Druckabfall im Vergleich zur Gegenseite imponieren, was zu einer Pulsabschwächung, blassblau livider Verfärbung und Abkühlung und letztlich der Unterversorgung des Armes führt. Dies geht mit Schmerzen einher und mit einer Beeinträchtigung der V. subclavia, die durch die vordere Skalenuslücke zwischen M. sternocleidomastoideus und M. scalneus anterior zieht. Im Gegensatz zur arteriellen Durchblutungsstörung (DBS) kommt es hier bei Einengung nun zu einer venösen Abflussstörung, Thoracic-Inlet-Syndrom genannt. Symptome sind hier neben dem Schmerz die deutlichere Venenzeichnung und Schwellung, Rötung, Überwärmung der betroffenen Extremität. Auch hier sind Missempfindungen möglich. Bisweilen besteht durch den Stau sogar die Gefahr der Thrombenbildung (► Abb. 8.4).

Die nächste Engstelle befindet sich weiter distal, zwischen Klavikula und erster Rippe, der kostoklavikuläre Raum. Durch ihn tritt der Plexus brachialis und die A. subclavia hindurch. Kommt es zu einem Hochstand der ersten Rippe oder zu einer funktionellen oder traumatisch bedingten Fehlstellung der Klavikula, treten die glei-

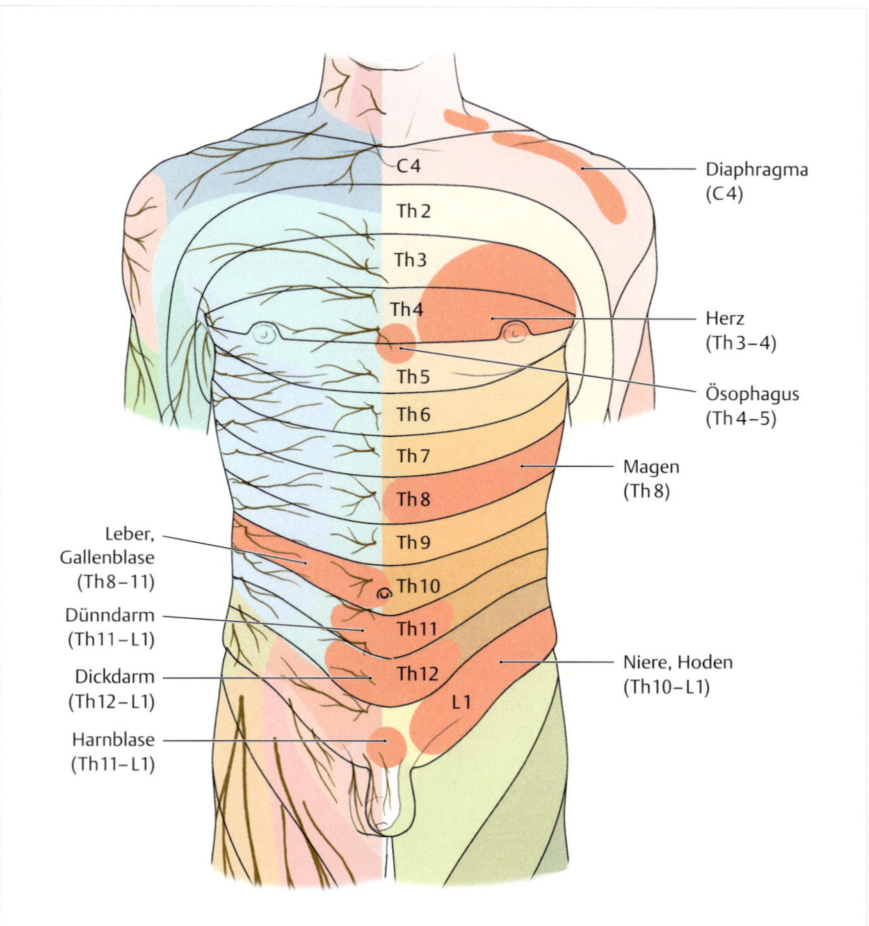

Abb. 8.4 Schulterschmerzen können auch als Projektion im Sinne der neuronalen Konvergenz auftreten und auf eine Dysfunktion oder Erkrankung eines inneren Organs zurückzuführen sein (z. B. Magen, Herz, Leber, Galle). (Schünke M, Schulte E, Schumacher U. Prometheus. LernAtlas der Anatomie. Innere Organe. Illustrationen von M. Voll und K. Wesker. 4. Aufl. Stuttgart: Thieme; 2014: 73)

chen Symptome wie beschrieben auf. Eingehende Palpation und Provokationstests helfen bei der Differenzierung (Adson-Test, Wright-Test, Eden-Test).

Eine dritte Engstelle bietet sich zwischen dem Processus coracoideus und dem M. pectoralis minor an, die hauptsächlich bei hypertrophem M. pectoralis minor symptomatisch wird. Auch im weiteren Verlauf der Nerven und Gefäße kann es zu peripheren Engpässen und damit zu Schmerzen kommen, die sowohl nach distal als auch nach proximal ausstrahlen können. Die häufigsten Beispiele sind: N. ulnaris (Sulcus-ulnaris-Syndrom, Guyon-Logen-Syndrom), N. medianus (Pronator-teres-

Syndrom, Karpaltunnelsyndrom), N. radialis (Cheiralgia paraesthetica, Radialiskompressionssyndrom, Wartenberg-Syndrom).

8.5 Zusammenfassung

Trotz der relativen Übersichtlichkeit der oberen Extremitäten zeigt sich, dass eine differenzierte Betrachtung und Befundung des Patienten nötig ist, um den richtigen Ansatz in der Therapie zu wählen. Schon eine einzelne parietale Dysfunktion der Handwurzel ist in der Lage, über komplexe mechanische und reflektorische Zusammenhänge ein manifestes Schulter-Arm-Syndrom auszulösen und zu unterhalten, das sich als hartnäckig therapieresistent präsentiert, solange diese kleine Dysfunktion nicht korrigiert ist. Gleiches kann für ein Facettengelenk der HWS im Rahmen einer spondylogenen Brachialgie formuliert werden, die sich dann noch in Komorbidität mit nervalen und vaskulären Dysfunktionen zeigen kann. Nicht zuletzt spielt auch hier die viszerale Komponente mit hinein und sollte immer Beachtung finden, auch wenn auf den ersten Blick „der Arm weit weg von Brust und Bauch" ist. Hier zeigt sich einmal mehr der immense Vorteil einer genauen manuellen Befundung des Patienten auf der Basis eines umfassenden anatomisch-physiologischen Wissens. **Ursachen** für ein Schulter-Arm-Syndrom (▶ Abb. 8.5) können sein:

- spondylogen/vertebragen (primäre Fehlstellung, Trauma, Degeneration)
- neurovaskuläre Kompression
- viszerogen reflektorisch

Überblick Grundlagenwissen

- Anatomie/Topografie/Physiologie/Biomechanik Schultergelenk, obere Thoraxapertur, HWS
- Innervation bzw. assoziierte Nerven und Blutgefäße
- assoziierte viszerale Organe

Literatur

[1] Greenman PE. Lehrbuch der osteopathischen Medizin. 3. Aufl. Stuttgart: Haug; 2005

[2] Mumenthaler M. Der Schulter-Arm-Schmerz, Leitfaden für die Praxis. 2. Aufl. Bern, Stuttgart, Berlin: Hans Huber; 1982

[3] Wancura-Kampik I. Segment-Anatomie. 2. Aufl. München: Elsevier; 2010

[4] Lang J. Topographische Anatomie des Plexus brachialis und Thoracic-outlet-Syndrom. Berlin: de Gruyter; 1985

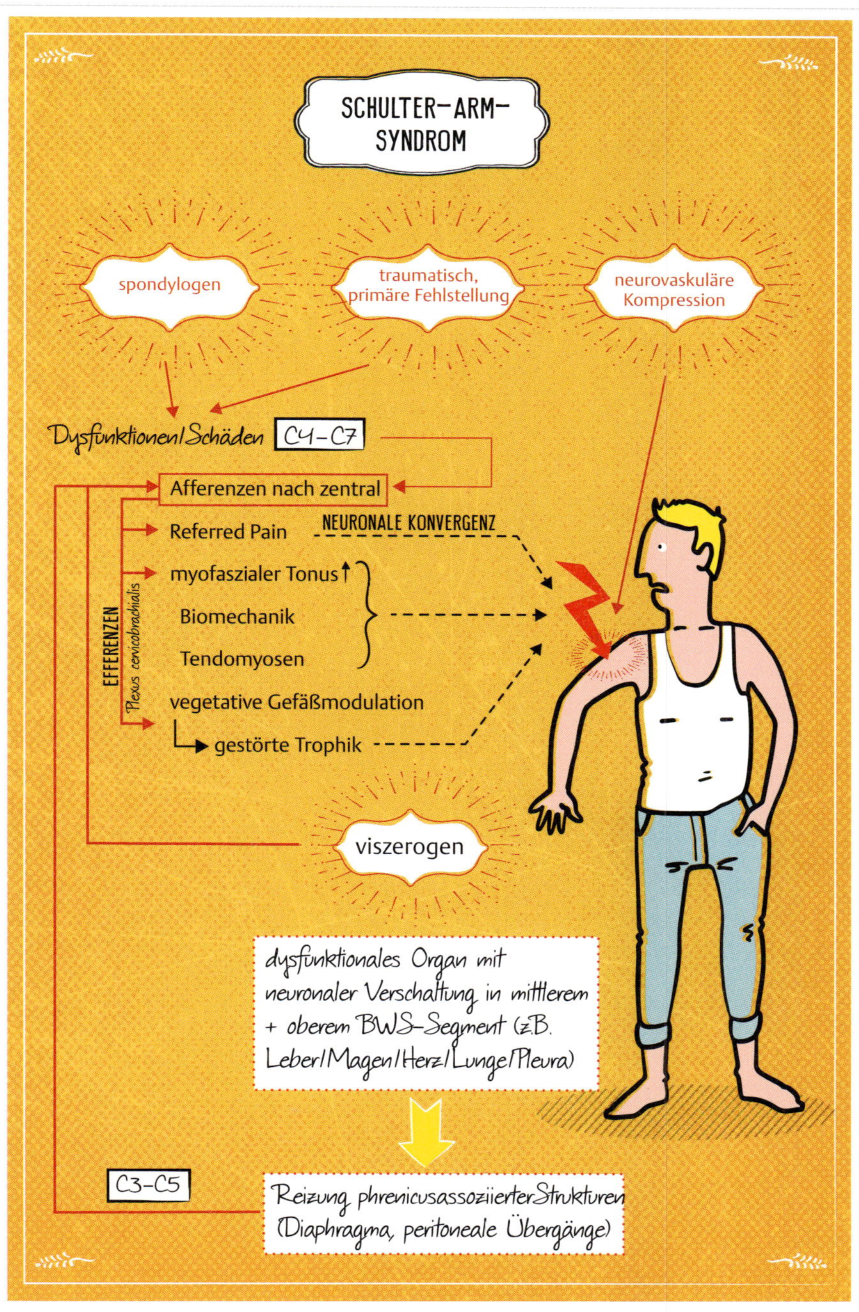

Abb. 8.5 Zusammenfassung der Einflüsse auf die Schulter-Arm-Region.

Teil 9

Thoraxschmerz

9 Thoraxschmerz

9.1 Einleitung

Der knöcherne Thorax wird durch ein komplexes Geflecht aus Bindegewebe, Faszien und Muskeln umspannt, verspannt und durchspannt. Dieses gleichzeitig stabile wie flexible Konstrukt kann so seinen statischen und funktionellen Aufgaben gerecht werden. Die auf ihn einwirkenden Kräfte müssen sich in einem möglichst ausgeglichenen Verhältnis befinden. Der Thorax muss einerseits dem in ihm herrschenden Unterdruck Stabilität entgegensetzen und den innenliegenden Organen Schutz gewähren. Andererseits ist er äußeren Kräften, z. B. der Schwerkraft, abdominalen Drücken, oder in Form der reichlich an ihm entspringenden und inserierenden Muskeln mit teils langen Hebelarmen ausgesetzt.

Der Thoraxschmerz stellt für viele Patienten ein sehr belastendes und angstbehaftetes Symptom dar, weshalb sie diesen oft gründlich und mehrfach bei verschiedenen Ärzten abklären lassen. Der Thoraxschmerz steht als **das Leitsymptom** insbesondere in seiner akuten Form für internistische Erkrankungen des Herzens oder der Lunge an vorderster Stelle. Auch Traumata und Verletzungen sowie Entzündungen seiner knöchernen, muskulären und bindegewebigen Strukturen oder anderer Organe können Schmerzen am und im Thorax verursachen. So absolut indiziert eine umfassende Diagnostik ist, sie bleibt doch häufig ohne Befund. Kein entzündliches, ischämisches oder metabolisches Korrelat findet sich, keine mit den üblichen Mitteln durchgeführte Bildgebung erfasst eine erklärende strukturelle Läsion. Selbst wenn ein akutes schmerzverursachendes Geschehen zurückliegt und als geheilt gilt, bleibt ein Schmerz oder er entsteht erst in abgewandelter Form.

9.2 Fakten

9.2.1 Definition

Funktionelle Schmerzen in und am Thorax, die ihren Grund nicht in der aktuellen Erkrankung von Herz und Gefäßen, von Lunge und Pleura, von Ösophagus oder anderen intrathorakalen Strukturen finden. Ebenso sind Erkrankungen des Muskel- und Skelettsystems wie knöcherne Degeneration, Bandscheibenschäden und Bandscheibenvorfälle mit lokalen Entzündungen und Kompressionssyndrome, Frakturen, Tumore und Metastasen ausgeschlossen.

9.2.2 Symptome

- ziehende, drückende, brennende, dumpfe Schmerzen im und am Thorax
- Ausstrahlung in Richtung Hals/Kopf, obere Extremität und Abdomen, Rücken möglich
- teilweise mit Beklemmungsgefühl und Luftnot bzw. Atembehinderung einhergehend

9.2.3 Betroffene Region

- Thorax

9.2.4 Wichtige Differenzialdiagnosen mit ähnlicher Symptomatik

- akutes/chronisches Koronarsyndrom
- lokale und systemische Infektionen
- entzündliche und anderweitige Erkrankungen von Trachea, Lungen und Pleura, Ösophagus, Herz und Herzbeutel, Gefäßen, Magen, Pankreas, Leber, Gallenblase, Milz, Nieren und Darm
- Raumforderungen, Neoplasien
- Verletzungen, Frakturen
- Degeneration

9.3 Fallbeispiel

Herr B., ein ruhiger, schlanker und sportlicher 63 Jahre alter Arzt, kommt auf Anraten seiner Frau, die ebenfalls Allgemeinmedizinerin ist, in meine Praxis. Er tritt souverän, aber der Behandlung gegenüber skeptisch auf und berichtet, dass er vor 6 Monaten einen nächtlichen Herzinfarkt erlitten habe, der aufgrund sofortiger medizinischer Intervention mittels Herzkatheder und Medikamenten ohne nennenswerte bleibende Schäden geblieben sei. Seitdem würden ihn jedoch immer wieder retrosternal sitzende Schmerzen plagen, die sich manchmal auf den gesamten Thorax ausweiten, aber nicht von einer koronaren Problematik herrührten. Die BWS und der CTÜ schmerzten ebenfalls, ebenso die linke Schulter. Mindestens einmal pro Woche erlebe er sehr unangenehme und angstmachende nächtliche paroxysmale Tachykardien, die nach einiger Zeit verschwänden.

9.3.1 Weitere Anamnese

Im Befund zeigt sich ein hochgewachsener, sportlicher Mann, dessen nahezu einzige Auffälligkeit eine im Stehen wie im Liegen stark aufgeweitete untere Thoraxapertur ist. Die Rippen sind angehoben und horizontalisiert, das Sternum positioniert sich kranial-ventral, die HWS ist lordordisiert, die BWS in verstärkter Kyphose und beide Schultergelenke stehen ventral. Im Liegen ist ein Kissen zur Kopfunterlagerung notwendig.

Weiterhin zeigen sich im Befund beide erste Rippen in Inspirationsstellung fixiert und ein generell hoher muskulärer Tonus der Thoraxmuskulatur, insbesondere der M. scaleni, des M. trapezius beidseitig, der M. pectorales beidseitig. Das Zwerchfell steht hoch, die tastbaren Ansätze subcostal schmerzen, der Leberrand ist nicht palpierbar. Druck auf das Sternum und die Sternokostalgelenke wird als schmerzhaft, unangenehm und beengend empfunden, die Atmung läuft hochthorakal ab.

▸ **Beruf.** Seit dem Infarkt arbeite der Patient in seiner Hausarztpraxis deutlich weniger, er habe die meiste Arbeit an seinen Sohn abgegeben, den er nur noch 2–3 Mal wöchentlich in der Praxis unterstütze.

▸ **Sport/Freizeit.** Der Patient gibt an, er fahre ca. 30–40 km pro Woche mit dem Rad. Zudem spiele er seit Jahren in einem Blechbläser-Ensemble Flügelhorn.

▸ **Medikamente.** Der Patient berichtet, er sei medikamentös gut eingestellt und alle Mess- und Laborwerte zufriedenstellend im Normbereich.

9.3.2 Behandlung

Die erste Behandlung des Patienten muss den Thorax in seiner Konfiguration in jedem Fall einbeziehen, im Hinblick auf das Auslösen von Palpitationen oder gar Tachykardien jedoch sehr vorsichtig erfolgen. In diesem Fall ist es sehr wichtig, dass der Therapeut den Patienten aufklärt und ihm physiologische und pathophysiologische Zusammenhänge erläutert, bevor die Behandlung beginnt. Niemand sollte sich davon abhalten lassen, erst recht nicht, wenn der Patient ein Mediziner ist.

Eine die kardiale Problematik betreffende elegante Herangehensweise ist, den Patienten zu Beginn der Behandlung langsam, ruhig und nicht übertrieben in den Bauch atmen zu lassen und ggf. zu korrigieren oder zu unterstützen. Hierdurch wird bereits ein starker Reiz sowohl auf den Thorax als parietales Konstrukt als auch auf das Mediastinum mit dem Perikard, dem Herzbeutel, mit seinen großen Gefäßen ausgeübt. Sollte das Vegetativum durch diese Atmung und die sich verändernde hämodynamischen Umstände zu stark gereizt werden, wird der Patient fast reflexartig die Atmung wieder verflachen und in das übliche Muster gehen. Er wird dann eventuell Symptome wie Übelkeit, Schwindel, Schweißausbruch, Frösteln zeigen. Schon zu diesem Zeitpunkt ist das Auftreten von Palpitationen möglich.

Während der Patient atmet, behält der Therapeut diesen permanent im Blick und versucht mit sanften Techniken Sternum, Mediastinum, Muskulatur, Rippengelenke und die Wirbelsäule zu entspannen bzw. zu mobilisieren. Es gilt zu beachten, dass eine Manipulation der Wirbelsäule und Rippen mittels HVLA-Technik als kontraindiziert zu betrachten ist, da der sympathische Input, der daraus erfolgt, möglicherweise nicht abgefangen werden kann.

Abschließend ist zu sagen, dass sich Thoraxschmerz und Tachykardien wahrscheinlich etwas bedingen, nicht aufgrund einer akuten Herzerkrankung, sondern eher als wechselseitige Beeinflussung: hohe muskuläre Spannung im Thorax, Sympathikusreizung (erste Rippe, Ganglion stellatum (C8/Th1 und BWS-Segmente Th2–Th6) durch somatovegetative (Blockierungen) oder viszerovegetative (vorangegangene Myokardischämie, Reflexe) und Vagus-Beeinflussung. Dafür spricht auch das Auftreten im Liegen, da hier durch Änderung der Schwerkraftwirkung auf den Körper eventuell mehr Reize auf Ganglien und Grenzstrang ausgeübt werden.

Ein weiterer nicht zu unterschätzender Aspekt sind die durch das Spielen eines Blechblasinstruments unphysiologisch veränderten und somit erhöhten Druckverhältnisse im Thorax, speziell in der Lunge. Zwar bauen sich diese Drücke nur während des Spielens in vollem Umfang auf, jedes Üben und Spielen auf dem Instrument ebnet jedoch den Weg in einen Thorax emphysematicus, der sich beim Patienten äußerlich bereits abzeichnet. In Teilen ist das ganze Geschehen zusätzlich mit hoher Wahrscheinlichkeit psychoemotional überlagert.

Bereits nach der ersten Behandlung legte Herr B. seine anfängliche Skepsis gegenüber der osteopathischen Behandlung ab, einerseits durch ausführliche Erklärung der Zusammenhänge und Vorgehensweise, andererseits durch ab dato ausbleibende Tachykardien und rückläufige Schmerzsymptomatik. Herr B. nahm zwei Ratschläge von mir an: zum einen im Anschluss an die Behandlung in sinnvoller Dosis Kalium und Magnesium einzunehmen, um die Reizschwelle des Erregungsbildungssystems und des Erregungsleitungssystems am Herzen etwas anzuheben. Zum anderen ließ er sich ermutigen, einige den Thorax und seine Strukturen betreffende Übungen, dazu gehört auch die Zwerchfellatmung, in seine tägliche Routine einfließen zu lassen, was er seitdem konsequent umsetzt. Er kommt regelmäßig in die Praxis, um sich behandeln zu lassen, und erfreut sich bester Gesundheit und Ausgeglichenheit.

9.4 Osteopathisch-differenzialdiagnostische Betrachtung

9.4.1 Schmerzursachen parietal und myofaszial

Im Falle der häufig haltungsbedingten muskulären und faszialen Dysbalancen kann es schnell zu enormen punktuellen/lokalen Überbelastungen einzelner Strukturen kommen. Prädisponiert aufgrund einwirkender Kräfte sind dafür die obere Thoraxpertur mit dem zervikothorakalen Übergang, ebenso der thorakolumbale Übergang, die chondralen und gelenkigen Verbindungen der Rippen mit dem Sternum und die umfassenden Ansätze des Zwerchfells auf Ebene der unteren Thoraxapertur (► Abb. 9.1).

Ein Beispiel dafür ist das sogenannte kostosternale Syndrom (Costochondritis, kostosternale Chondrodynie) [9], das eine Entzündung des Rippenknorpels darstellt. Die Ursache ist aus schulmedizinischer Sicht weitgehend ungeklärt, vermutet werden u. a. eine neurogene Entzündung und der Zusammenhang mit Skoliosen, ankyli-

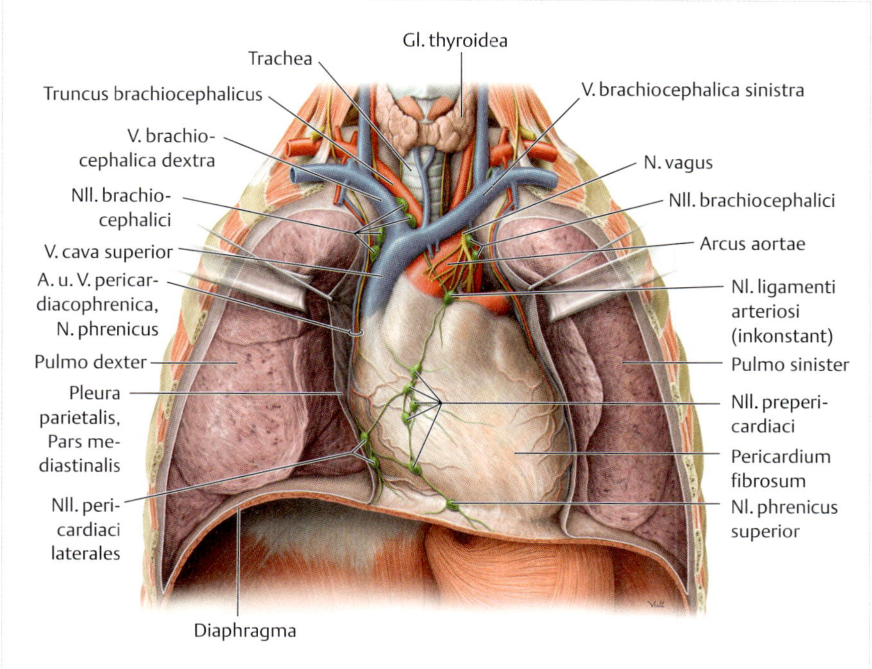

Abb. 9.1 Das Herz als das zentrale Organ im Thorax ist häufig Fokus der Angst bei thorakalen Schmerzen. (Schünke M, Schulte E, Schumacher U. Prometheus. LernAtlas der Anatomie. Innere Organe. Illustrationen von M. Voll und K. Wesker. 4. Aufl. Stuttgart: Thieme; 2014: 132)

sierenden Spondylitiden oder rheumatoide Arthritiden, auch Infektionen werden zur Erklärung herangezogen. Funktionell betrachtet deutlich naheliegender ist jedoch eine mangelnde Trophik, die schließlich in Entzündung und Gewebeveränderung mündet, wenn ein anhaltend zu hoher Druck oder Zug auf eine Struktur einwirkt. Dies gilt insbesondere für kleine Gelenke mit gleichzeitig hoher funktioneller Beanspruchung wie das Sternoklavikulargelenk, das eine erhöhte Anfälligkeit für Arthritiden, gelenknahe Osteomyelititden und aspetische Nekrosen aufweist [2]. Auch die im Vergleich sehr gering beweglichen Sternokostalgelenke weisen bei vielen Patienten eine starke Druckschmerzhaftigkeit auf, die auf ähnliche Prozesse schließen lassen und von Reizergüssen und Schwellungen begleitet sind (► Abb. 9.2).

In der Literatur wird das haltungsbedingte und daher viele Menschen betreffende sternale Syndrom beschrieben. Aus einer dauerhaft verstärkten BWS-Kyphose ergibt sich eine sternale Belastungssituation (► Abb. 9.2), bei der das Gewicht von Armen und Kopf vorwiegend auf Rippen und Sternum abgeleitet wird und nicht, wie bei aufrechter Haltung, auf die Wirbelsäule. Der resultierende Reizzustand der reichlich sensibel innervierten sternalen Gelenke kann neben sehr lokalen auch zu parasternalen Thoraxwandschmerzen führen. Zudem kann es aufgrund dauerhafter Nozizeption aus diesen Gelenken zur reflektorischen Hypertonie der Interkostalmuskulatur/Thoraxwandmuskulatur bis

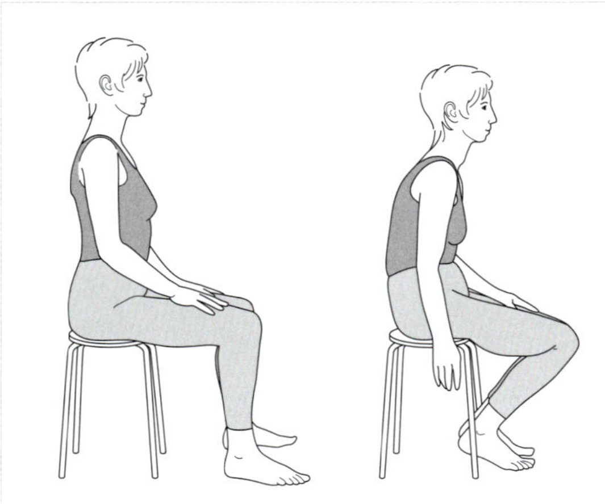

Abb. 9.2 rechte Abb.: stark kyphotische Haltung mit abnormer Belastung der sternoklavikulären und sternokostalen Gelenke. (Ziegler W, Vogel M, Hrsg. Dysarthrie. Stuttgart: Thieme; 2010)

hin zur Tendomyose kommen, die den Thorax als Ganzes sehr rigide werden lässt und den Betroffenen das Gefühl der Brustenge und Atembehinderung vermittelt. Es wird auch beschrieben, dass die erhöhte Spannung des Thorax eine verstärkte Wahrnehmung der Herzaktivität mit sich bringt, was in Kombination mit Engegefühl und Schmerzen auch die Angst, akut herzkrank und damit existentiell bedroht zu sein, mit sich bringt.

Definition Tendomyose

Eine Tendomyose ist eine abakterielle Entzündung von Muskulatur und Sehnengewebe.

Bei Störungen eines Wirbelsäulenabschnitts oder Gelenks kann es zu reflektorischen Verspannungen der zugehörigen Muskulatur kommen, die ihrerseits zu Insertionstendopathien führen können (reflektorische Tendomyose). Als hypotone Tendomyose wird ein schmerzhafter Sehnenansatzreiz bezeichnet, der bei anhaltender Überlastung einer Muskelgruppe bei deren Antagonisten entstehen kann [4].

Ein anderer Aspekt ist die enge Verbindung des Interkostalnerven (R. ventralis) zum Grenzstrangganglion mittels der Rr. communicantes [10]. Die segmentale Innervation erlaubt einen direkteren Einfluss des Vegetativums auf die thorakale Muskulatur, als dies in Bereichen der Plexusbildung der Fall ist. Somit führt eine psychisch hohe Anspannung schnell zur myofaszialen Anspannung des gesamten Thorax. Beide Aspekte in Zusammenhang gebracht, zeigt deutlich die Möglichkeit eines Circulus vitiosus auf, unabhängig davon, was als primär gesehen werden kann: Physische Anspannungs- und Schmerzphänomene führen zu psychischen Anspannungs- und Angstphänomenen, was das körperliche Erscheinungsbild verstärkt. Aus der Praxis hinlänglich bekannt sind Fälle psychischer Traumatisierung mit starken, teils extremen muskulären Spannungen im Thoraxbereich. Die Tatsache, dass sich muskuläre Spannungen auf fasziales Gewebe übertragen [16], Faszien autonom und propriozeptiv innerviert sind und bei entsprechenden Reizen nachweisbar zur Kontraktion befähigt sind, lässt den Schluss zu, dass auch im Thoraxinneren hohe Tensionen auftreten können, die tatsächlich jeder anderen primären Dysfunktion oder jeglichem phy-

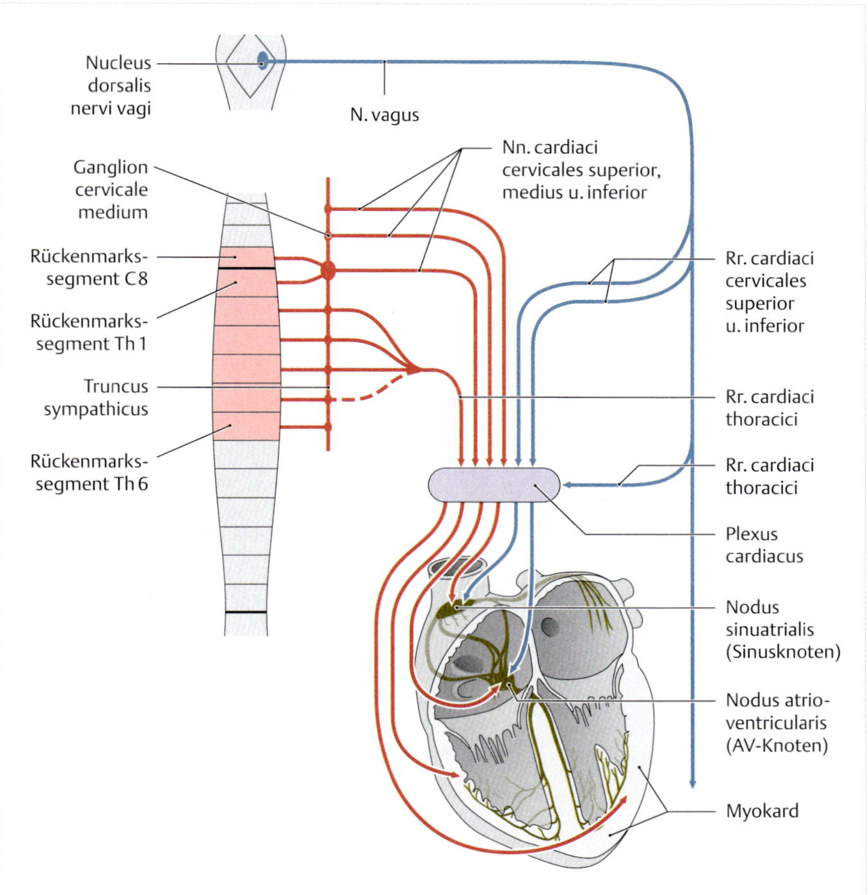

Abb. 9.3 Das Herz bekommt sowohl von kranialen und zervikalen als auch von thorakalen Nerven Impulse. Bei mechanischer Beeinträchtigung dieser Nerven durch knöcherne, muskuläre oder fasziale Strukturen kann es zu einer wahrnehmbaren Beeinträchtigung der Herzfunktion kommen. (Schünke M, Schulte E, Schumacher U. Prometheus. LernAtlas der Anatomie. Innere Organe. Illustrationen von M. Voll und K. Wesker. 4. Aufl. Stuttgart: Thieme; 2014: 135)

sischen Trauma entbehren (► Abb. 9.3, ► Abb. 9.4).

Nicht immer ist dem Patienten ein bestimmtes Erlebnis oder Trauma bewusst, daher erhält der Therapeut, trotz ausführlicher Anamnese, oft keine Angaben dazu. Fast jedem Therapeuten bekannt sind jedoch die Reaktionen einiger Patienten auf eine Behandlung der thorakalen Strukturen: Von plötzlichem unbegründeten Weinen über Zittern, Angst und Hyperventilation bis hin zu, häufig bei Kindern beobachtet, Lachen bzw. regelrechten Lachanfällen. Die Theorie besagt, dass dem Patienten mit der Behandlung und Lösung einer Dysfunktion auf körperlicher Ebene eine bestehende Kompensation für ein psychoemotionales Stressmoment genom-

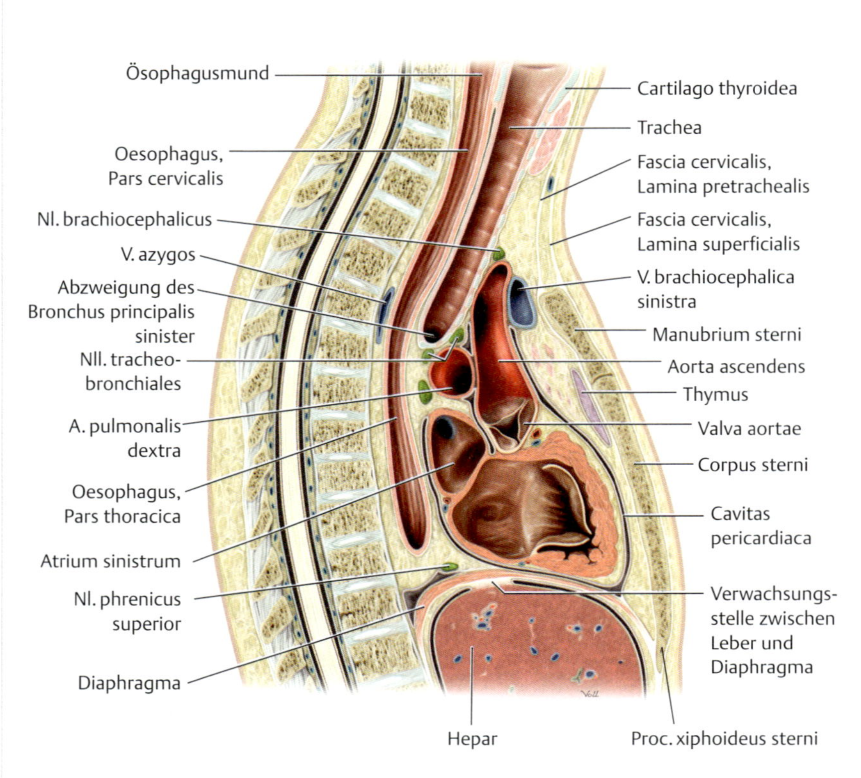

Abb. 9.4 Der mediastinale Raum und die in ihm verlaufenden Strukturen beeinflussen sich gegenseitig. (Schünke M, Schulte E, Schumacher U. Prometheus. LernAtlas der Anatomie. Innere Organe. Illustrationen von M. Voll und K. Wesker. 4. Aufl. Stuttgart: Thieme; 2014: 79)

men wird und damit die Emotion wieder ihren Ausdruck in einer psychischen Reaktion, also auf erster Ebene, findet.

Ein seltenes, aber beeindruckendes Krankheitsbild in diesem Zusammenhang ist die sogenannte Stresskardiomyopathie (Broken-Heart-Syndrom) [18]. Hier wird in der Forschung, u. a. ausgehend von einem extrem hohen Stresshormonspiegel nach psychoemotionalem Trauma, eine Verkrampfung des Herzmuskels und/oder eine Kalziumüberladung als ursächlich für eine vorübergehende Herzinsuffizienz erachtet. Während die Symptome denen eines akuten Koronarsyndroms gleichen, findet sich jedoch keine Minderperfusion des Herzmuskels mit den typischen Labor- und EKG-Veränderungen, sondern eine Aufweitung des linken unteren auffallend adynamischen Ventrikelabschnitts, die in der Mehrzahl der Fälle in einigen Wochen reversibel ist. Die Studien zu diesem 1990 erstmals bei japanischen Frauen beschriebenen Krankheitsbild sind spärlich und betrachten nahezu ausschließlich die kardiale Pathologie. Interessant wäre es hier zu fragen, inwiefern diese Pathologie, aber auch andere, deutlich häufiger auftretende intrathorakale Schmerzphänomenen mit primären Spannungen der perikardialen Bänder oder auf sie übertragenen Spannungen des muskuloskelettalen Thorax bzw. des Zwerchfells im Zusammenhang stehen.

Aus dem „Froschkönig" oder „Das Herz des eisernen Heinrich"

„Und als sie ein Stück gefahren waren, hörte der Königssohn, dass es hinter ihm krachte, als wäre etwas zerbrochen.
Da drehte er sich um und rief:

‚Heinrich, der Wagen bricht!'
‚Nein, Herr, der Wagen nicht,
es ist ein Band von meinem Herzen,
das da lag in großen Schmerzen,
als Ihr in dem Brunnen saßt,
als Ihr ein Frosch wart.'

Noch einmal und noch einmal krachte es auf dem Weg, und der Königssohn meinte immer, der Wagen bräche, und es waren doch nur die Bande, die vom Herzen des treuen Heinrich absprangen, weil sein Herr erlöst und glücklich war." [6]

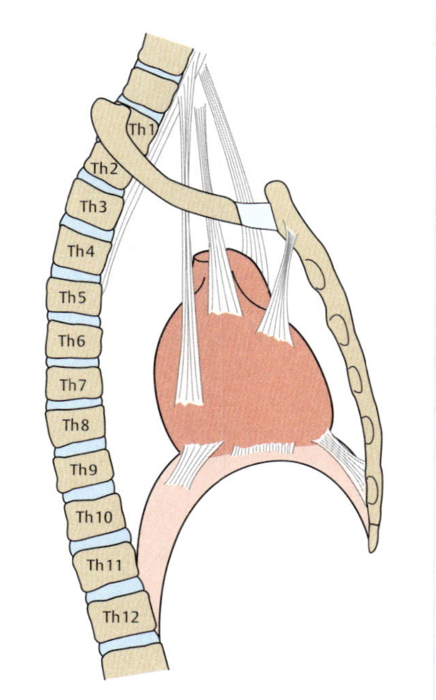

Abb. 9.5 Bandverbindungen des Perikards zu Diaphragma, Sternum, Wirbelsäule/Zervikalfaszie.

Perikardiale Bänder

Die anatomische Literatur ist nicht eindeutig in der Beschreibung und Benennung der bindegewebigen intrathorakalen, mediastinalen Strukturen [1] (▸ Abb. 9.5).

Mehrere Bänder sind beschrieben:

- Die **Ligg. phrenicopericardiacum anterior, dexter, sinister** sind ventrale und seitliche Verbindungen zwischen Zwerchfell und Perikard.
- Das **Lig. sternopericardiacum superior** zieht mit seinen sich fächerförmig ausbreitenden Fasern vom Perikard zum Manubrium sterni und zum ersten Sternokostalgelenk. Ein Teil der Fasern strahlt in die mittlere Zervikalfaszie (-aponeurose) ein [1].
- Das **Lig. sternopericardiacum inferior** fächert sich ebenfalls auf und verbindet das Pericard sowohl mit dem Xyphoid als auch mit dem Centrum tendineum des Diaphragmas, mit dem sich seine Fasern vermischen.
- Das **Lig. vertebropericardiacum** zieht zu einem etwas kräftigeren Abschnitt der tiefen Zervikalfaszie zwischen T 4 und C 4. Einige seiner Fasern ziehen nach vorn und binden die Aorta und andere große Gefäße ein, was bedingt durch eine erhöhte mechanische Beanspruchung eventuell deren stärkere Ausprägung auf der linken Seite erklären könnte.
- Die **Pleura mediastinalis** hat an beiden Seiten Kontakt zum Perikard bzw. ist über Bindegewebe mit diesem verbunden [13].
- Die **Membrana bronchopericardiaca** ist eine frontal hinter dem Perikard stehende Bindegewebsplatte, die eine Verbin-

dung mit der Bronchialbifurkation und dem Diaphragma herstellt.

Diese Strukturen betten nicht nur das Perikard mit dem Herzen in den mediastinalen Raum ein, sondern stellen auch Verbindungen zu den anderen im Mediastinum befindlichen Strukturen her, wie Ösophagus, Trachea und Bronchien, zu den großen Gefäßen und den nervalen Strukturen sowie zum knöchernen Thorax. Wichtig ist hier, der engen lokalen Beziehung des Grenzstranges (vegetatives Nervensystem) zur Wirbelsäule bzw. den Rippenköpfchen und zu den umgebenden faszialen Strukturen Beachtung zu schenken. Ebenso weist der N. vagus in seinem Verlauf durch den Thorax mit seinen Ästen und die vegetativen Plexus engste Beziehungen zu faszialen und viszeralen Strukturen auf. Die sensible Innervation des Perikards und der angrenzenden Strukturen erfolgt durch den R. pericardiacus der N. phrenici.

Kommt es zu übermäßigen und unausgeglichenen myofaszialen Spannungsphänomenen an und im Thorax ist also durchaus auch von einer Spannungsübertragung und Reizung der hier beschriebenen parietalen, viszeralen und neuronalen Strukturen auszugehen. Dabei gilt es neben Veränderungen in Haltung und Gangbild nicht nur die faszialen Verbindungen auf Höhe des Sternums zu beachten, sondern auch jene zwischen den Schulterblättern, die Fascia thoracolumbalis und die abdominalen Faszien. Als wichtig sind vor allem auch die Strukturen, die die Körpermittellinie überkreuzen, anzusehen. Die Möglichkeit der Schmerzempfindung an der Thoraxwand und im Thoraxinneren erscheint bei Kenntnis der anatomisch-physiologischen Verhältnisse logisch und nachvollziehbar. Symptome wie Tachykardien, Extrasystolen, Palpitationen, Engegefühl und Beklemmung, Lufthunger, Hyperventilation und Schweißausbrüche sind häufige Begleiterscheinungen.

9.4.2 Begleitende Phänomene intrathorakal

Erklärbar sind diese vegetativen Symptome durch die bereits erwähnte enge Beziehung von steuernden und modulierenden neuronalen Strukturen im Thorax zu seinen knöchernen, muskulären und faszialen Anteilen sowie durch die Tatsache, dass sie sich wechselseitig beeinflussen können. Ein zentral erhöhter Tonus des Sympathikus (durch Dauerstress im familiären oder im Arbeitsumfeld, durch das Erleben lebensbedrohlicher Situationen durch Unfall oder Krieg, aber auch z. B. durch Extremsportarten) sorgt neben endokrinologischen Effekten nicht nur für eine entsprechende Anpassung der Lungenfunktion und Herz-Kreislauf-Parameter in bekannter Weise, sondern auch für eine dauerhafte Anspannung bzw. Überspannung der muskulären, faszialen und bindegewebigen Strukturen im Körper [8], [14], [15]. Dies kann seinerseits wiederum mechanischen Einfluss auf die peripheren neurologischen Strukturen wie den Grenzstrang oder andere Ganglien und Plexus nehmen, die zentralnervöse Information modulieren und Reaktionen im Innervationsgebiet verursachen.

Diese Theorie wird in der Praxis hinlänglich durch Befunde am Patienten und Reaktionen auf Manipulationen belegt. Die mechanische Stimulation der Zervikalganglien sorgt z. B. regelmäßig für kaltschweißige Hände bei Patienten. Bei Manipulation eines BWS-Segments oder einer Rippe beobachtet man nicht selten ein kurzzeitiges segmentales Erythem der Haut. Bei Behandlungen des Thorax mittels faszialer Release-Techniken wird oft währenddessen oder im Anschluss von Palpitationen und Extrasystolen berichtet, welche zwar unangenehm sind, aber eine in Kauf genommene Reaktion auf eine Manipulation im Hinblick auf ein anderes Behandlungsziel (Schmerzlinderung, Beweglichkeitsverbesserung etc.) sind.

Beim Roemheld-Syndrom erfolgt z. B. die mechanische Reizung vonseiten des stark mit Gas oder Nahrung gefüllten Magens oder Darmes, die direkt unterhalb des Zwerchfells sitzen und Druck auf das Herz ausüben. Dabei werden Herzrhythmusstörungen, Atemnot und sogar pektanginöse Beschwerden ausgelöst. Ganz gleich ob die Stimulation extern (therapeutischer) oder intern (körperlicher Natur) erfolgt, die Möglichkeiten und Folgen mechanischer Einflüsse zeigen sich deutlich.

9.4.3 Begleitende Phänomene extrathorakal

Teils können die thorakalen Gegebenheiten aufgrund der anatomischen Verbindungen auch über die Grenzen des Thorax hinaus Symptome verursachen.

Glomus hystericus

Die Hypertonie bzw. Tendomyose betrifft nicht nur die Interkostalmuskulatur, sondern bezieht auch die M. scaleni und den M. sternocleidomastoideus mit ein und kann zu Schmerzen führen, die seitlich am Hals auftreten und oft mit einer Verspannung der Schlundmuskulatur einhergehen. Von den Patienten wird ein unangenehmes **Kloßgefühl** im Hals oder sogar **Würgereiz** beklagt.

Schultersteife/ obere Extremitäten

Es treten auch reflektorische Verspannungen der Schulter- und Armmuskulatur auf: Die Kontraktur des M. pectoralis kann z. B. das Schultergelenk in der Hochrotation (also kombinierte Abduktion und Außenrotation) erheblich einschränken, während die Rotationen nach innen und in adduzierter Haltung nicht eingeschränkt sind.

Zervikalsyndrom

Da die Stellung der Halswirbelsäule wesentlich von der Körperhaltung abhängt, kommt es bei übermäßiger Kyphosierung der BWS zu einer starken Lordosierung der HWS, die nicht nur der Verlagerung der Schwerkraftachse, sondern auch muskulären Anpassungsprozessen zuzuschreiben ist. Die Folgen können reaktive, der Druckbelastung entsprechende osteochondrotische Veränderungen der Wirbelkörper und Facettengelenke sein, aber auch strukturelle Veränderungen des sehr unter Zugspannung geratenden Lig. longitudinale anterius. Auch hierbei greifen nozizeptiv bedingte reflektorische Mechanismen in die Muskelphysiologie ein und erzeugen faszikuläre Kontrakturen der Nackenmuskeln. Der Hypertonie der Nackenmuskulatur wird häufig eine ebenfalls schmerzhafte Hypotonie der seitlichen und ventralen Halsmuskulatur entgegengesetzt.

Die Beweglichkeit der HWS ist schmerzhaft eingeschränkt und nicht zuletzt können den primär muskulären Phänomenen nun die eigentlichen Blockierungen der Gelenke der HWS folgen.

Kopfschmerzen

Die hypertone Nackenmuskulatur hat, wie bereits im Kap. 2 beschrieben, Einfluss auf die Entstehung von Kopfschmerzen, die charakteristischerweise vom Nacken aufsteigend bis hinter die Augen ziehen können und teilweise auch mit Gesichtsschmerzen einhergehen.

Parästhesien

Zudem treten nächtliche Akroparästhesien der oberen Extremitäten und gelegentlich Schwellungen der Finger und der Handgelenke auf.

Mastodynie

Bei Frauen kommt es vermehrt zur Mastodynie, was einerseits mit zyklusabhängiger erhöhter Erregbarkeit der Nozizeptoren erklärbar ist, andererseits mit einem verminderten lymphatischen und venösen Rückfluss durch eine hypertone Thoraxwand.

Vertigo

Die beschriebenen muskulären Spannungszustände der Hals- und Nackenregion können mit einer erhöhten Bereitschaft von Gefäßspasmen der A. vertebralis einhergehen [3]. Ein solcher Spasmus kann sich in einer mehrere Sekunden andauernden Schwindelattacke infolge von z. B. starker Inklination oder Reklination der HWS äußern. Flüchtige Gefäßspasmen nach mechanischer Reizung der A. vertebralis sind mittels Vertebralisangiografie beobachtet und nachgewiesen [7].

Ähnliche Symptome sind aber auch von einer mechanisch bedingten Einengung der A. vertebralis durch knöcherne Veränderungen der Unkovertebralgelenke zu erwarten [6].

9.4.4 Schmerzursachen viszeral

Pleura/Lunge

Ein beginnender bronchopulmonaler Infekt, der auf die initiale Entzündungsreaktion und Pleurareizung zurückzuführen ist, geht ebenfalls häufig mit retrosternalen Schmerzen einher. Gerade bei viralen Atemwegsinfekten kann sich eine Pleuritis entwickeln, die neben starken Schmerzen (Pleurodynie) im akuten Stadium auch strukturelle Veränderungen der Pleura visceralis und parietalis nach Abheilung hinterlässt. Die daraus folgende Einschränkung der Gleitfähigkeit der beiden Blätter (Pleuraadhäsionen) kann weit über den Infekt hinaus für Schmerzen und sowohl für direkte als auch reflektorische Bewegungseinschränkungen im Thorax sorgen (die ihrerseits wieder Schmerzen verursachen können).

Die Pleura parietalis kleidet den gesamten Thorax aus und liegt dem Zwerchfell auf. Sie geht an den Umschlagstellen als viszerale Pleura auf Herz und Lunge über, umkleidet diese und senkt sich in die Fissuren zwischen die einzelnen Lungenlappen ein. In ihrer Gesamtheit gewährleisten beide Blätter mithilfe ihrer spiegelglatten serösen Oberfläche die Verschieblichkeit der intrathorakalen Strukturen gegeneinander und gegenüber der Thoraxwand und sorgen durch ihre Adhäsionskräfte und den Unterdruck im Pleuraspalt für ein Übertragen der Kräfte der inspiratorischen Thoraxexkursion auf die Lunge. Im Umkehrschluss verhindert sie somit auch das Kollabieren des elastischen Lungengewebes in der Thoraxhöhle. Restriktionen der Pleura sind nicht ungewöhnlich, gibt es doch viele Möglichkeiten ihrer Beeinflussung durch diverse Infekte der Lunge, durch Umweltgifte und inhalative Noxen, aber auch durch Traumata und Verletzungen der Rippen und des Thorax.

Die sensible Innervation der Pleura erfolgt über die Interkostalnerven (Pleura parietalis) und über den N. phrenicus, der in seinem Verlauf nach kaudal mehrere Äste zur Pleura visceralis (Pleura pulmonalis und Pleura pericardiaca) abgibt und schließlich auch die zwerchfellnahen Pleuraabschnitte versorgt [11]. In anderer Literatur wird davon ausgegangen, dass die viszerale Pleura nozizeptiv nicht versorgt ist [12].

Die Lunge selbst wird neben vegetativen Efferenzen durch zahlreiche sensible Fasern innerviert. Der größte Anteil der Fasern verläuft im N. vagus und zusammen mit sympathischen Nerven zu den Spinalganglien und durchqueren dabei das Ganglion stellatum [19]. Die viszeralen Afferenzen sind an der neuronalen Regulation der Atmung beteiligt und melden neben Schmerzreizen die Reizung der Mechano- und Chemorezeptoren.

Bei entzündlichen Vorgängen der Lunge ist nicht eindeutig zwischen Irritationen von Lungengewebe oder Pleura zu trennen, daher muss beides in Betracht gezogen und von einer direkten oder reflektorischen Schmerzauslösung sowie von Reaktionen parietaler Strukturen ausgegangen werden.

Ösophagus

Die Pars thoracica des Ösophagus misst ca. 16 cm und erstreckt sich von der oberen Thoraxapertur bis zum Hiatus oesophageus des Zwerchfells. Im oberen Mediastinum liegt er zwischen Trachea und Brustwirbelsäule. Auf Höhe der Trachealbifurkation weicht er dann nach links und ventral aus und ermöglichet der Aorta so, sich von links hinter ihn zu schieben. An dieser Stelle (Höhe 4. BWK) wird der Ösophagus zwischen dem linken Hauptbronchus und dem Aortenbogen komprimiert: die sogenannte Aortenenge. Im unteren Mediastinum legt er sich von hinten dem Herzbeutel an und tritt in enge Beziehung zum linken Vorhof, bevor er durch das Zwerchfell tritt. In seinem gesamten Verlauf hat er engen Kontakt zur Pleura mediastinalis dextra und im unteren Teil zur Pleura mediastinalis sinistra. Die Adventitia des Ösophagus stellt die Verbindung zum mediastinalen Bindegewebe her. Seine sensible Innervation erfolgt über Fasern des N. laryngeus recurrens bzw. des N. vagus, der dem Ösophagus enganliegend selbigen nach kaudal durch den Thorax begleitet.

Thorakale Schmerzphänomene verursacht durch oder im Zusammenhang mit dem Ösophagus stehend sind fast ausschließlich pathologischer Natur: Hier sind die Refluxösophagitis, die akute Ösophagusruptur oder Aufweitung des Ösophagus aufgrund dauerhafter Tonuserhöhung des unteren Ösophagussphinkters zu nennen.

Als funktionell kann man Schmerzen benennen, die temporär beim Schlucken von Nahrung auftreten, wenn diese eventuell aufgrund mangelnder Koordination der muskulären Aktivität der Längs- und Ringmuskelschicht nicht optimal den Ösophagus passieren kann. Viel naheliegender und häufiger ist jedoch der Fall, dass durch zu schnelles Essen, also das Hinunterschlingen, eine ausreichende Einspeichelung und Zerkleinerung der Nahrung ausbleibt und sie schlichtweg „im Hals stecken" bleibt. Mit heftiger Peristaltik versucht der Ösophagus dem entgegenzuwirken.

Ein weiterer Aspekt ist, dass der Ösophagus im Ruhezustand unter starker Längsspannung steht und sich die Zwerchfellmuskulatur an seinem unteren Ende schlingenförmig um ihn legt. Teilweise wird davon ausgegangen, dass ein Tiefstand des Zwerchfells nun die Längsspannung des Ösophagus verstärkt und dies zu funktionellen Störungen und Schmerzen führen könnte. Dagegen spricht die Tatsache, dass der Ösophagus durch elastische Anteile aus dem subpleuralen und subperitonealen Bindegewebe flexibel in den Hiatus eingebettet ist, sodass Formveränderungen des Zwerchfells problemlos zu tolerieren sind. Geht man jedoch davon aus, dass das umgebende Bindegewebe durch entzündliche Prozesse verändert ist, so kann diese Theorie letztlich doch greifen und Schmerzphänomene erklären, insbesondere unter dem Aspekt, dass der Ösophagus sich bei Kontraktion der Längsmuskelschicht physiologisch um bis zu 10 cm verkürzen und sich der Zug durchaus auf umliegende Strukturen übertragen kann.

Herz/Gefäße

Wie beim Ösophagus sind auch die vom Herzen ausgehenden oder mit ihm im Zusammenhang stehenden Schmerzen im Thorax pathologischer Natur und bedürfen dringend einer Abklärung. Mögliche Ursachen sind: Koronare Herzkrankheit, Angina pectoris , Myokardinfarkt, Karditiden. Auch eine Aortendissektion kann heftige Schmerzen verursachen und sollte als Differenzialdiagnose immer präsent sein. Bei allen genannten Ursachen handelt es sich um absolute Kontraindikationen für eine primäre osteopathische Behandlung!

9.5 Zusammenfassung

Der Thorax beinhaltet für den gesamten Organismus lebenswichtige Organe und Strukturen und stellt daher nicht umsonst eine schützende stabile Hülle dar. Bei der Betrachtung und Befundung sowie Behandlung von Schmerzen oder Bewegungseinschränkungen in diesem Bereich ist eine grundlegende medizinische Abklärung absolut indiziert.

Bei einem umfassenden Verständnis und Respekt für physiologische und pathophysiologische Vorgänge geht jedoch die Behandlungsmöglichkeit weit über die des Bewegungsapparates und seiner Dysfunktionen hinaus. Der Therapeut muss sich sehr bewusst darüber sein, dass er über sein Einwirken auf parietale Strukturen gleichermaßen auf neuronale Strukturen und damit auf Hämodynamik und Atemmechanismus, extrathorakale Vorgänge und nicht zuletzt auch auf die Psyche einwirkt. In dieser Tatsache liegen sowohl die Risiken, aber auch die Chancen für jeden Patienten begründet.

Ursachen (► Abb. 9.6) für Thoraxschmerzen können sein:

- myofaszial/parietal
- viszeral
- reflektorisch
- neurologisch und psychisch

Grundlagenwissen

- Mediastinum/Organe/perikardiale Bänder
- Muskulatur/knöcherner Thorax
- neurologische Strukturen Thorax

Literatur

[1] Barral J-P. The Thorax. Seattle: Eastland Press; 1991: 34

[2] Brizon J, Castaing J. Les Feuillets d'anatomie. Fascicule 14 Thorax. Péricarde: Maloine; 1996

[3] Brügger A. Die Erkrankungen des Bewegungsapparates und seines Nervensystems. 2. Aufl. Stuttgart, New York: Fischer; 1986

[4] Brügger A, Rhonheimer C. Pseudoradikuläre Syndrome des Stammes. Stuttgart: Hans Huber; 1965

[5] Engelhardt, Hrsg. Lexikon Orthopädie und Unfallchirurgie. Heidelberg: Springer; 2016

[6] Gebrüder Grimm. Kinder- und Hausmärchen. 5. Aufl. Berlin: Der Kinderbuchverlag; 1980

[7] Gutmann G. Arteria vertebralis – Traumatologie und funktionelle Pathologie. Berlin, Heidelberg: Springer; 1985

[8] Lang G, Kehr P. Vertebragene Insuffizienz der Arteria vertebralis. In: Hohmann D, Kügelen B, Liebig K, Hrsg. Neuroorthopädie Bd 1. Berlin, Heidelberg: Springer; 1983

[9] Masood N, Naylor IL. The in vitro reactivity of fascia from the rat and guinea pig to calcium ions and mepyramine. Br J Pharmacology 1994; 112: 416–426

[10] Mayer J, Standen C. Lehrbuch osteopathische Medizin. München: Elsevier; 2017

[11] Mayer J, Standen C. Lehrbuch osteopathische Medizin. München: Elsevier; 2017: 867

[12] Riegele L. Über die Innervation der Hals- und Brustorgane bei einigen Affen. Zeitschrift für Anatomie und Entwicklungsgeschichte. In: Kallius E, Hrsg. Bd. 80, Heidelberg: Springer; 1926: 824

[13] Schiebler TH, Schmidt W, Zilles K. Anatomie. 7. Aufl. Heidelberg: Springer; 1997

[14] Schiebler TH, Schmidt W, Zilles K. Anatomie. 7. Aufl. Heidelberg: Springer; 1997: 524

[15] Schleip R, Klein A, Rankl S et al. Contractile properties of rat fascia. In: Fascia Research II. München: Elsevier; 2009

[16] Schleip R, Klingler W, Lehmann-Horn F. Faszien besitzen eine der glatten Muskulatur vergleichbare Kontraktionsfähigkeit und können so die muskuloskelettale Mechanik beeinflussen. Osteop Med 2009; 9

[17] Stecco C. Atlas des menschlichen Fasziensystems. München: Elsevier; 2016

[18] Trepel M. Neuroanatomie: Struktur und Funktion – mit Zugang zum Elsevier-Portal. 5. Aufl. München: Urban & Fischer; 2011

[19] Wittstein IS, Thiemann DR, Lima JA et al. Neurohumoral features of myocardial stunning due to sudden emotional stress. N Engl J Med 2005 Feb 10; 352 (6): 539–48

[20] Yaksh TM. Spinal Afferent Processing. New York: Springer Science Business media; 1986

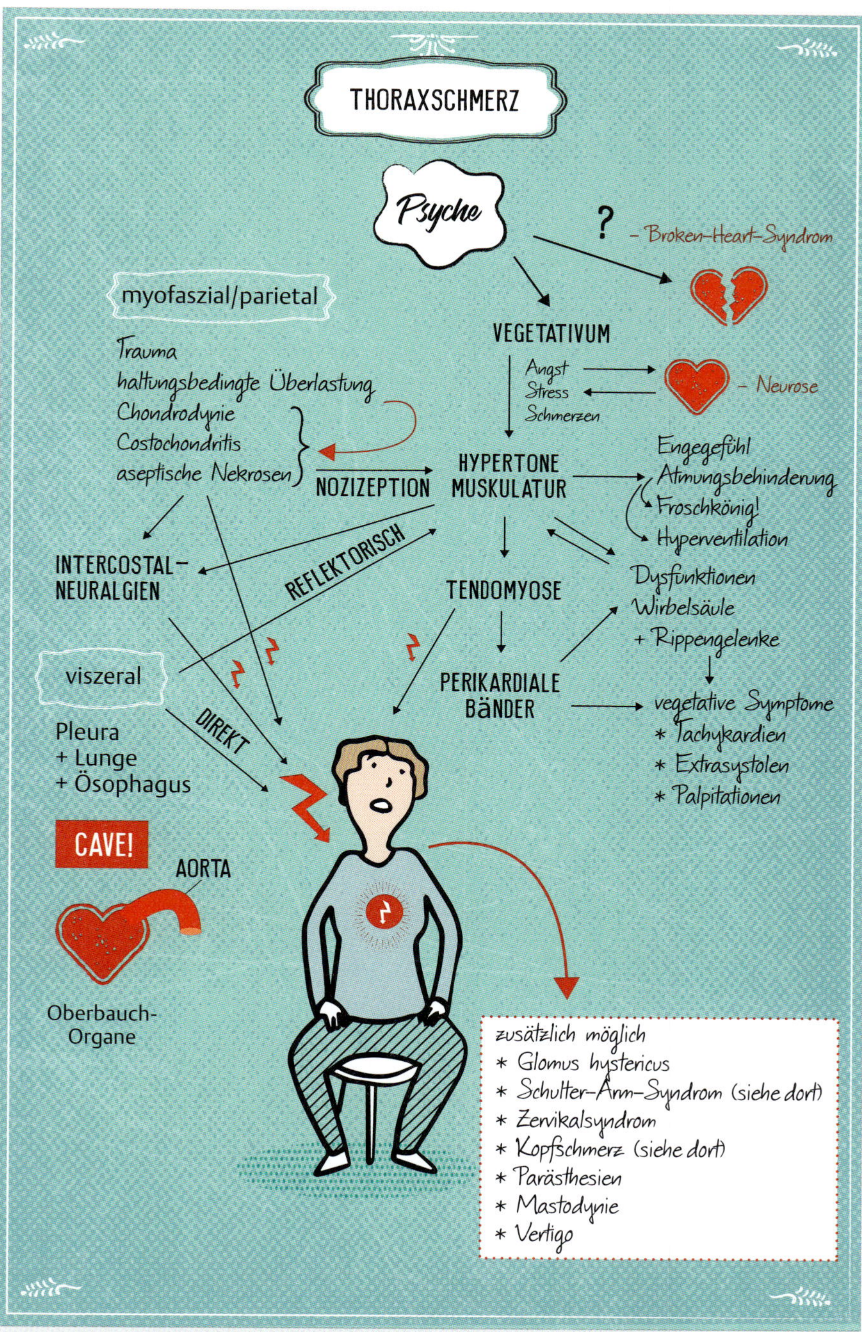

Abb. 9.6 Zusammenfassung der Einflüsse bei Thoraxschmerz.

Teil 10

Restless-Legs-Syndrom (RLS)

10 Restless-Legs-Syndrom

10.1 Einleitung

Das Restless-Legs-Syndrom (RLS) wird den neurologischen Erkrankungen zugeordnet und betrifft bis zu 10 % der deutschen Bevölkerung [1]. Es zeigen sich eine erhöhte Prävalenz mit zunehmendem Lebensalter und eine höhere Betroffenheit von Frauen, wobei die Zahlen zwischen Ländern und Kontinenten voneinander abweichen. Für die westliche Bevölkerung gilt nach einer 1995 erhobenen Studie [7] eine Prävalenz von 6 % bei Männern und 12 % bei Frauen. Die Prävalenz bei Frauen ist damit zwar doppelt so hoch wie bei Männern, diese Werte variieren jedoch in Abhängigkeit von der Anzahl ihrer geborenen Kinder drastisch. Demnach ist die RLS-Prävalenz bei Nullipara gleich der von Männern bis zum 64. Lebensjahr, steigt aber mit der Anzahl der Kinder deutlich an. Risikofaktoren sind außerdem Adipositas, Hypertension, starkes Schnarchen, Tabakkonsum, Alkoholkonsum und die Einnahme von selektiven Serotonin-Wiederaufnahmehemmern. Gleichzeitig wird auf eine Komorbidität von RLS, Angststörungen und Depressionen hingewiesen.

Gekennzeichnet ist das RLS durch sich in Ruhe und bei Nacht verstärkenden Missempfindungen in den unteren Extremitäten (einseitig oder beidseitig) im Sinne von Parästhesien, Druck- und Wärmegefühl, Spannung, Ziehen, Brennen, Jucken, Schmerzen und dem starken Drang, sich zu bewegen, insbesondere die Beine. Muskeltätigkeit bringt in vielen Fällen Linderung bis hin zum völligen Verschwinden der Symptome. Da die Symptome vorwiegend nachts zwischen 22 und 4 Uhr auftreten, leiden die betroffenen Personen zusätzlich an einem massiven Schlafmangel mit entsprechenden Folgen, wie dauerhafte Müdigkeit und Erschöpfung, Antriebslosigkeit, Konzentrationsstörungen, Unruhe, Vergesslichkeit, Leistungsabfall und schließlich Depressionen und chronischen Schmerzzuständen. Begleitet wird die Symptomatik in ca. 85 % der Fälle von periodischen unwillkürlichen Bewegungen der Beine und Arme (Periodic Limb Movement Disorder, PLMD) während des Schlafens (PLMS) oder im Wachzustand (PLMW).

Bis heute ist nicht geklärt, wodurch es zu diesem Syndrom kommt, was die Ursachen sind und wie die Symptomatik zu erklären ist (Kap. 10.2.3). Aufgrund der Tatsache, dass die Gabe von L-Dopa und Opiaten die Symptome von RLS deutlich lindern, geht man u. a. von einer Störung des zentralen Dopaminstoffwechsels und des Transmitterstoffwechsels aus. Aus dieser Annahme heraus wird die Diagnose mittels Gabe von L-Dopa und dessen Einfluss auf die Symptome gestellt. Zudem wird versucht, medikamentös mittels Dopamin und/oder Dopaminagonisten den Symptomen zu begegnen und den Betroffenen die dringend nötige Linderung zu verschaffen, was durchaus Erfolg hat.

Die Erfahrungen aus der osteopathischen Praxis zeigen jedoch, dass sich auch ein anderer Blick auf das RLS und die praktische therapeutische Herangehensweise lohnt.

10.2 Fakten

10.2.1 Definition

Das RLS ist eine neurologische Erkrankung, gekennzeichnet durch nachts und in Ruhe auftretende Missempfindungen (Spannung, Kribbeln, Wärmegefühl, Ziehen, Schmerzen, Brennen usw.) in den unteren Extremitäten, die einen unwillkürlichen und starken Bewegungsdrang mit sich bringen. Begleitet wird RLS in der Mehrzahl der Fälle von periodischen unwillkürlichen Bewegungen der Beine und Arme im Schlaf oder auch im Wachzustand.

10.2.2 Symptome

- Kribbeln, Brennen, Ziehen, Wärme- und Druckgefühl usw. in den Beinen (uni- oder bilateral) während Ruhe- und Entspannungsphasen mit unwillkürlichem und starkem Bewegungsdrang

10.2.3 Ursachen

Obwohl die Symptomatik des RLS recht eindeutig erscheint, sind die Ursachen vielschichtig und in jedem Falle abzuklären, da sich ernsthafte Grunderkrankungen dahinter verbergen können.

Zunächst unterscheidet man beim RLS zwischen primären und sekundären Formen. Als primäre Formen gelten jene Syndrome, die sporadisch oder familiär gehäuft auftreten. Bei den symptomatischen, sekundären Formen findet sich das RLS als Begleitphänomen und/oder Folgeerscheinung von neurologischen Erkrankungen wie Polyneuropathien und Radikulopathien, bei Syringomyelien, Morbus Parkinson oder Chorea Huntington. Ein sekundäres RLS kann auch bei Urämie auftreten, einem Mangel an Eisen, Folsäure, Magnesium oder Vitamin B_{12}, als Begleiterscheinung oder Nebenwirkung von verschiedenen Pharmaka (z. B. Neuroleptika, Antiemetika, trizyklische Antidepressiva), infolge eines Schlaganfalls, beim Schlafapnoesyndrom oder während einer Schwangerschaft.

Da eine rein klinische Unterscheidung von primären und sekundären Formen nicht möglich ist, ist der Therapeut neben einer neurologischen, elektrophysiologischen, polysomnografischen und psychopathologischen Befundung auch immer auf eine laborchemische Untersuchung bestimmter Parameter angewiesen, um die Diagnose sicher stellen zu können. Letztlich kommt auch der sogenannte L-Dopa-Test zum Einsatz, bei dem einem Patienten über 3 Tage hinweg ein Dopaminpräparat verabreicht und seine Schlafqualität eingeschätzt wird. Sind die Patienten während dieser Zeit nach einem guten Nachtschlaf erholt, gilt die Diagnose als gesichert.

Wurde ein sekundäres RLS ausgeschlossen und liegt somit eine primäre Form vor, dann lohnt sich in jedem Fall der Versuch einer osteopathischen Behandlung, bevor man den Patienten mit einer Dauermedikation hilft.

10.3 Fallbeispiel

Eine 25-jährige Studentin der Literaturwissenschaften, in der 32. Woche schwanger, kommt in die Praxis und beschreibt die Symptomatik des RLS: Immer, wenn sie zur Ruhe komme oder sich abends ins Bett lege, werde das Gefühl in ihren Beinen so „nervig“, dass sie die Beine ständig bewegen müsse. Dieses Gefühl beschreibt sie auf weitere Nachfrage, als seien es immer wiederkehrende winzige Stromschläge, die sie die ganze Nacht lag wachhielten. Manchmal beträfe das beide Beine, manchmal aber auch vermehrt eine Seite, während die andere nicht so stark in Erscheinung trete. Ihre behandelnde Gynäkologin habe bereits die Diagnose RLS gestellt, ihr aber nur viel Bewegung empfohlen. Von einer Abklärung durch einen Neurologen habe sie ihr abgeraten, da kein Ergebnis zu erwarten sei. Die Patientin gibt an, dass das für sie so nicht akzeptabel sei, denn sie wolle unbedingt vor der Entbindung noch ihre Masterarbeit fertigschreiben, dafür müsse sie ausgeschlafen und fit sein und in Ruhe am Schreibtisch sitzen können.

Sie beschreibt weiterhin, dass sie beim längeren Halten von Stiften oder beim Schreiben auf der Tastatur vermehrt ein Kribbeln und Taubheit in den Fingern spüre und ihre Ringe ihr nicht mehr passen. Nicht einmal mehr Stricken sei länger als 5 min möglich, ohne dass ihr die Hände einschliefen. Ihre Gynäkologin sprach ihr gegenüber von den sehr häufig auftretenden Ödemen im Laufe und zum Ende einer Schwangerschaft, die dafür verantwortlich seien. Diese seien aber zusammen mit allen anderen erhobenen Befunden nicht weiter bedenklich, sondern lediglich nervig. Mit einer kompletten Remission nach der Entbindung sei definitiv zu rechnen.

10.3.1 Weitere Anamnese

Diese erste Schwangerschaft der Patientin verläuft bis dato völlig problemlos. Der Fetus entwickelt sich normal. Einzig beachtlich ist die Gewichtszunahme der an sich zierlichen Frau: von 60 kg Körpergewicht bei 170 cm Körpergröße zu Beginn der Schwangerschaft wiegt sie in der 32. Schwangerschaftswoche bereits 74 kg.

In Anamnese und Befund zeigt sich eine aufgeschlossene, aber nervös wirkende und sehr mitteilungsbedürftige junge Frau, die aufgrund des immensen Bauchumfanges deutlich hyperlordosiert in der LWS imponiert. Schon nach kurzem Stehen auf der Stelle zeigt sich eine livide Verfärbung der unteren Extremitäten mit ausgeprägter Venenfüllung, ebenso, nur etwas abgemildert, ist dies an den oberen Extremitäten zu beobachten. Die Patientin gibt an, sie habe auch Schmerzen im Rücken, was sie jedoch gar nicht versteht, denn sie habe im Laufe ihres Lebens immer viel getanzt, insbesondere die letzten Jahre in einer körperpsychotherapeutischen Tanzgruppe. Dem Rat der Gynäkologin nach mehr Bewegung traue sie sich aber nun nicht mehr Folge zu leisten, da sie befürchtet, die Schmerzen könnten dann zunehmen, ebenso wie die Unruhe in den Beinen.

► **Labor.** Das Blutbild der jungen Frau ist ohne Befund und aufgrund der Schwangerschaft in engmaschiger Kontrolle. Ein Eisenmangel ist ausgeschlossen, ebenso ein Mangel an Magnesium, Folsäure und Vitamin B_{12}, auch die Elektrolyte befinden sich im Normbereich und die Nieren arbeiten regelrecht. Kein Diabetes, keine Hypertonie.

10.4 Osteopathisch-differenzialdiagnostische Betrachtung

Folgende Aspekte sollte ein Osteopath im Hinblick auf ein primäres RLS in seine Überlegungen und Behandlung einbeziehen.

10.4.1 Pheriphere Hypoxie

Neben vielen anderen Studien wurde im Jahr 2015 eine sehr interessante finnische Studie zum Thema RLS und PLMD veröffentlicht [4]. In ihr konnte eine periphere Hypoxie, ein Abfall des Sauerstoffpartialdrucks während der symptomatischen Phasen der RLS-Patienten nachgewiesen werden. Die Hypoxie wurde nur an den Beinen beobachtet, eine gleichzeitige Messung am Oberkörper zeigte keinen Abfall. Gleichwohl blieben Sauerstoffsättigung, Co_2-Partialdruck und Hauttemperatur bei den Patienten und bei der Kontrollgruppe gleich. Die für RLS-Patienten auch im Schlaf typischen periodischen Bewegungen der Beine (PLMD) gingen in dieser Studie immer mit einer parallel auftretenden transienten Vasokonstriktion in den Beinen einher.

Die versuchsweise Gabe eines Dopaminagonisten hob einerseits den Sauerstoffpartialdruck im Gewebe wieder an und unterband andererseits die vasokonstriktorischen Ereignisse an den unteren Extremitäten, was zu einem Verschwinden der Symptome führte. Dies konnte auch an einem querschnittsgelähmten Patienten gezeigt werden, was auf eine spinale oder periphere Ursache schließen lässt. Dafür spricht auch die Tatsache, dass ein RLS einseitig auftreten kann. Im Weiteren von einer peripheren Ursache ausgehend, lohnt sich also der Blick auf die peripheren Nerven und deren Befindlichkeit.

10.4.2 Periphere Nerven und ihre Struktur

Der periphere Nerv besteht aus Bündeln von Nervenfasern, deren zugehörige Nervenzellkörper, Perikaryen im ZNS oder in den peripheren Ganglien situiert sind. Eine Nervenfaser besteht aus mehreren Axonen bzw. Dendriten, die von Gliazellen (Schwann-Zellen) umhüllt sind. Diese Umhüllung wird Myelinscheide genannt, sie isoliert ein Axon gegenüber einem anderen Axon. Ist jedes Axon einzeln von den Schwann-Zellen mehrfach umwickelt und unterbricht diese Umwicklung immer wieder im Verlauf des Nervens, spricht man von einem myelinisierten Nerv mit seinen Ranvier-Schnürringen. Umwickelt eine Schwann-Zelle gleich mehrere Axone auf einmal und weist keine Ranvier-Schnürringe auf, dann spricht man von marklosen oder nicht myelinisierten Nerven. Je nach Dicke des Axons und nach Dicke dieser Myelinscheide variiert die Leitgeschwindigkeit des Nerven. Die enorme Leitgeschwindigkeit der myelinisierten Nerven gegenüber den marklosen ergibt sich aus der sogenannten saltatorischen Erregungsleitung, bei der sich das Aktionspotenzial, also die elektrische Erregung, an einem dicken myelinisierten Nerven von Schnürring zu Schnürring sprunghaft fortbewegt. Während so eine myelinisierte Faser mit saltatorischer Erregungsleitung eine Leitgeschwindigkeit von bis zu 120 m/s erreichen kann, schafft es die marklose Faser gerade mal auf maximal 2 m/s.

Zusätzlich zu den Axonen mit ihren Gliazellen existiert Bindegewebe, das die Nervenfaserbündel umhüllt, zusammenhält, stabilisiert und schützt. Demnach werden mehrere Axone vom sogenannten Endoneurium gebündelt. Das Endoneurium besteht aus retikulärem Bindegewebe und bietet eine geringe mechanische Unterstützung. Diese Bündel werden nun vom Perineurium, einem dünnen, aber dichten Epithel, zu Faszikeln zusammengefasst. Das Perineurium bietet Schutz vor Spannungen und stellt eine Blut-Nerven-Schranke dar. Wird es verletzt, dann drängt der Nerv aufgrund des positiven Drucks im Inneren der Faszikel nach außen. Schließlich legt sich als letzte Schicht das Epineurium auf und bildet aus vielen solcher Faszikel den eigentlichen peripheren Nerv. Nicht nur die endgültige Bündelung ist die Aufgabe des Epineuriums, sondern auch die Einbettung und Fixierung im umgebenden Gewebe (► Abb. 10.1).

Daneben stellt es eine Kontinuität der kranialen und spinalen Dura mater an den entsprechenden Austrittsstellen der Nerven an Schädel und Wirbelsäule dar. Auch ein Großteil der Fasern des Perineuriums vereinigt sich mit der Dura mater. Neben dem mechanischen Schutz der Nerven hat dieses gefäß- und nervenführende Bindegewebe auch die Aufgabe, die Gliazellen der Nervenfasern zu versorgen. Die Axone selbst werden hingegen von ihren zugehörigen Perikaryen versorgt. Der Nerv reagiert insgesamt besonders sensibel und ist anfällig für Störungen in der Blutversorgung.

Die Tatsache, dass durch die bindegewebigen Hüllen auch eine Fixierung im umgebenden Gewebe erfolgt, bedeutet natürlich, dass diese Gewebe Einfluss auf den Nerven und auf deren Versorgung nehmen können, indem z. B. Kräfte übertragen werden.

10.4.3 Pathophysiologische Aspekte der venösen Entsorgung

Im Folgenden werden die pathophysiologischen Aspekte der venösen Entsorgung beim Einwirken von myofaszialen Druck- oder Zugkräften auf periphere Nerven erläutert.

Durch andauernde Kompressions- oder Zugphänomene (Ödem, Muskulatur, Faszien u. a.) auf den Nerv kann es zu einer Störung des lokalen venösen Abflusses aus der Nervenfaser kommen [1]. Diese Stö-

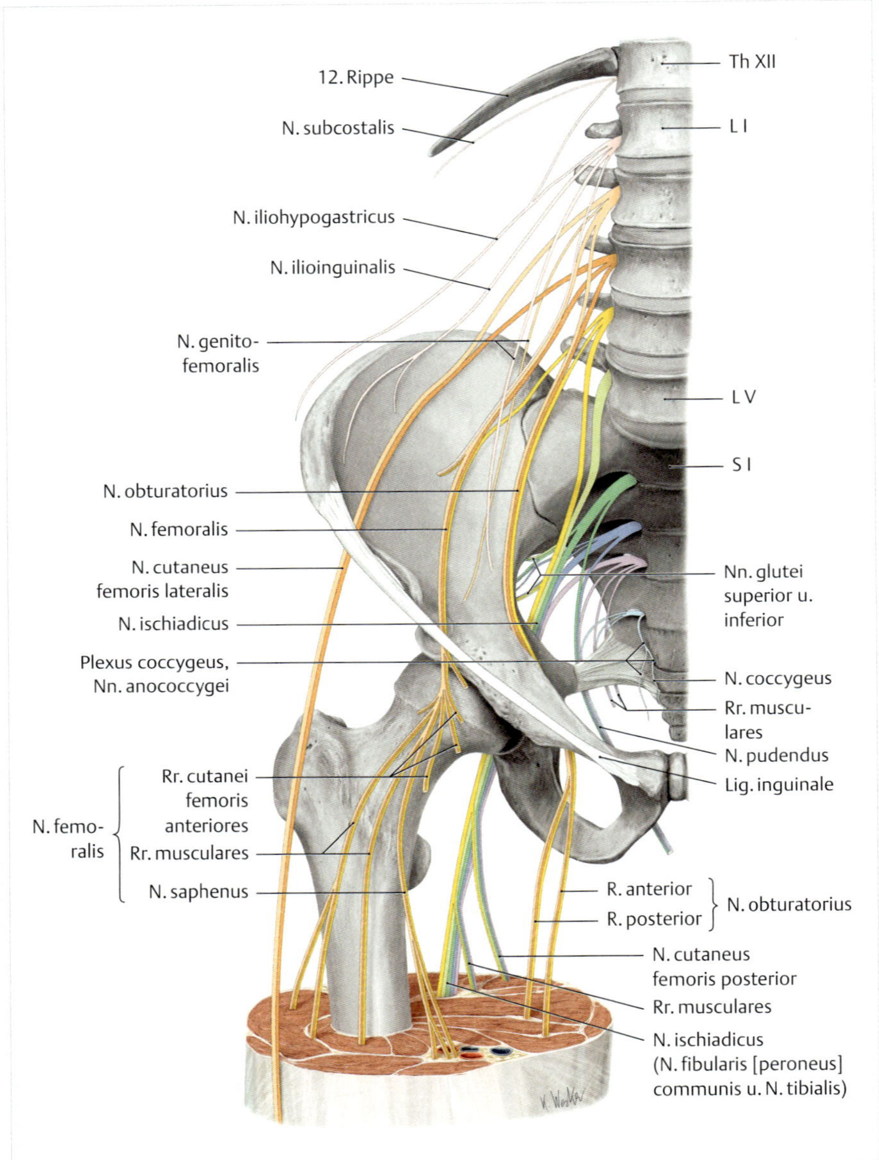

Abb. 10.1 Nerven für die untere Extremität und deren topografischer Bezug zum Skelettsystem. (Schünke M, Schulte E, Schumacher U. Prometheus. LernAtlas der Anatomie. Allgemeine Anatomie und Bewegungssystem. Illustrationen von M. Voll und K. Wesker. 4. Aufl. Stuttgart: Thieme; 2014: 536)

rung betrifft ein fein ausgeklügeltes System verschiedener Gefäße (Arteriolen, Kapillaren, Venolen) und Strukturen (Epineurium, Perineurium, Endoneurium) sowie bestimmter Druckgradienten, die im ausgeglichenen Zustand für optimale Perfusion des Nervengewebes sorgen. Diese Zug- oder Druckphänomene können allein schon durch perineurale Faszien, die ihre normale Dehnbarkeit verloren haben und eine erhöhte Konzentration von Hyaluronanmolekülen aufweisen, ausgelöst werden. Kommt es jedoch zu einem venösen Stau, kann aufgrund der veränderten Druckgradienten der arterielle versorgende Blutfluss verringert sein oder sogar ganz unterbunden werden, was Hypoxie und Ischämie zur Folge hat (typischerweise werden Stauungen und Ödeme durch wenig oder keine Bewegung begünstigt, was sich im klinischen Bild des RLS deutlich zeigt). Dauert dieser Zustand an, führt dies zu einer Schädigung des kapillären Endothels und zur Entstehung eines eiweißreichen Ödems. Dieses Ödem verursacht eine weitere Druckerhöhung im Endoneurium und kann Ausgangspunkt für eine Fibrose und damit gestörte Funktion der Nervenfaser sein. Hier inbegriffen ist auch die Störung des axoplasmatischen Flusses, der letztlich zur Versorgung des Axons bis in die Periphere verantwortlich ist.

Schon allein eine Kompression führt zu einer erhöhten Mechanosensibilität der Nerven, was eine abnormale neurale Aktivität provozieren kann und als Schmerzen und Dysästhesien in Erscheinung tritt. Kommt es aber infolge entzündlicher Prozesse zu Fibrosen und Adhäsionen und damit zu einer verminderten Beweglichkeit zwischen den bindegewebigen Nervenhüllen und dem Umgebungsgewebe, kann der Nerv mit einer erhöhten Sensibilität reagieren und zur Quelle spontaner Impulse werden. Die Intensität dieser Impulse geht so weit, dass von einem lang andauernden Impulsfeuer gesprochen wird, das nicht nur Dysästhesien, sondern auch starke Schmerzen verursachen kann.

Eine solche hyperreagible Zone mit eingeschränkter Beweglichkeit und Versorgung am Nerven wird Abnormal Impulse Generating Site (AIGS) genannt. Sie weist eine erhöhte Mechano-, Ischämo- und Adrenosensibilität auf. Die Vermutung liegt nahe, dass solche Zonen bei vielen Patienten, gerade höheren Alters, im Bereich der Neuroforamina der LWS durch klassische, womöglich asymptomatische degenerative Veränderungen von Bandscheiben und knöchernen Strukturen hervorgerufen und unterhalten werden.

Im weiteren Verlauf der Nerven können mechanische Kräfte jedoch auch dauerhaft einwirken und Störungen verursachen, etwa beim Durchtritt durch muskuläre oder fasziale Strukturen. Schon durch die erhöhte Mechanosensibilität eines Nerven könnte durch immer wieder nach zentral gemeldete Schmerzen und Missempfindungen reflektorisch eine Bewegung ausgelöst werden, ohne oder sogar auch mit kortikaler Beteiligung. Kommt im Falle einer Impulsgenerierung durch AIGS noch eine plötzliche Missempfindung (viele RLS-Patienten beschreiben ihre Empfindungen als „kleine Stromschläge"), dann erscheint das reflektorische sowie das bewusste Initiieren einer Bewegung nur folgerichtig und kaum abwendbar für die Person.

10.4.4 Systemische venöse Abflussstörungen und periphere Nerven

Die Betrachtung der lokalen Hypoxie aufgrund lokaler venöser Abflussstörungen und Veränderung von physiologischen Druckgradienten kann ebenso auf eine systemische venöse Abflussstörung ausgeweitet werden. Geht man z. B. von einer venösen Abflussstörung auf Ebene des Beckenbodens und des Beckens, der unteren Wirbelsäule oder auf Höhe des Zwerchfells aus (muskuläre und fasziale Dystonien, viszerale Dysfunktionen und Ptosen, Narben etc.), was bei einer Vielzahl von Patienten der Fall ist, dann ist auch hier ein Ansatz in der Senkung des venösen Stauungsdrucks in der unteren Köperhälfte durch den Therapeuten zu finden.

Ein erhöhter venöser Füllungsdruck zieht eine verminderte arterielle Flussrate nach sich, die Sättigung und der pH-Wert sinken, die Gewebedrücke steigen an – alles keine optimalen Bedingungen für eine gute Funktionalität von empfindlichem Nervengewebe. Die Tatsache, dass die Symptome des RLS in Ruhe und bei Nacht auftreten, untermauert die Vermutung, dass gesamtzirkulatorische venöse Stauungsphänomene eine Rolle spielen, zumal diese und die Symptome sich bei einsetzender Bewegung rasch verflüchtigen. Hier ist zu bemerken, dass in einer schwedischen Studie auch das Merkmal Kopfschmerz erfasst und eine signifikante Komorbidität zwischen RLS und beim Aufwachen vorhandener Kopfschmerz festgestellt wurde (Kap. 2.4.3).

Im Fallbeispiel der mit Ausnahme des RLS völlig gesunden schwangeren Patientin war dieser Ansatz der einzige behandelbare Lösungsansatz. Die Idee, für eine Entlastung der Gefäße und Nerven im unteren Rücken und Becken mit den richtigen Techniken zu sorgen, führte nach der Behandlung der jungen Frau in Kombination mit der Durchführung bestimmter Anwendungen bzw. der Umstellung bestimmter Gewohnheiten zu Hause zur Beschwerdefreiheit (▶ Abb. 10.2).

Die Patientin sollte zu Hause folgende Umstellungen vornehmen:

- für ausreichend Bewegung sorgen
- mehrmals täglich, insbesondere vor dem Zubettgehen, einige Minuten in den Vierfüßlerstand gehen und dabei möglichst mit dem Zwerchfell atmen
- auf regelmäßigen Stuhlgang achten und ggf. die Ernährung ändern
- wenn möglich schwimmen gehen (externer Wasserdruck wirkt positiv auf die generalisierten Ödeme in der Schwangerschaft und entlastet damit auch die Beine)
- generell: Stressoren vermindern

10.4.5 Arterielle Gefäße unter mechanischem Einfluss

Auch die arteriellen Blutgefäße könnten einer primären Dysregulation unterliegen und somit für eine gestörte Versorgung der Nerven verantwortlich sein [2].

Werfen wir zunächst einen Blick auf die Eigenschaften der Gefäße:

Blutgefäße sind grundsätzlich durch glatte Muskelzellen in ihrer Wand neben dem Erhalt eines Grundtonus zur Kontraktion und Entspannung befähigt. Insbesondere betrifft dies die kleinen Arterien und die Arteriolen. Die Impulse dafür kommen von lokal situierten Schrittmacherzellen, die neurovegetative, humorale und mechanische Stimuli erhalten und vermitteln. So führt ein mechanischer Einfluss (Druck, Zug, Dehnung in Längsrichtung) von außen zu einer Deformierung der Gefäßwand und zu einer reaktiven Kontraktion der glatten Muskulatur des Gefäßes, was Spannungserhöhung der Wand und Druckerhöhung im Inneren des Gefäßes bedeutet. Auch der Anstieg des inneren Gefäßdruckes führt reaktiv zu einer Anspannung der Wand, umgekehrt aber auch zu einer Entspannung, wenn der Druck im Inneren fällt. Allgemein gesagt, verursacht jede Verformung der Gefäßwand mit Änderung des Durchmessers eine Gegenregulation im Sinne von Kontraktion oder Relaxation – ein reaktiver Anpassungsvorgang.

Diese Vasomotorik hat neben ihrer reaktiven auch eine spontane rhythmische Komponente. Das heißt, die Gefäße kontrahieren und relaxieren in einem langsamen Rhythmus von etwas mehr als einmal pro Minute und sind damit vom Pulsrhythmus eindeutig abzugrenzen. Ist die Spannung oder der Druck in der myofaszialen Umgebung der Gefäße nun abnorm erhöht, kann

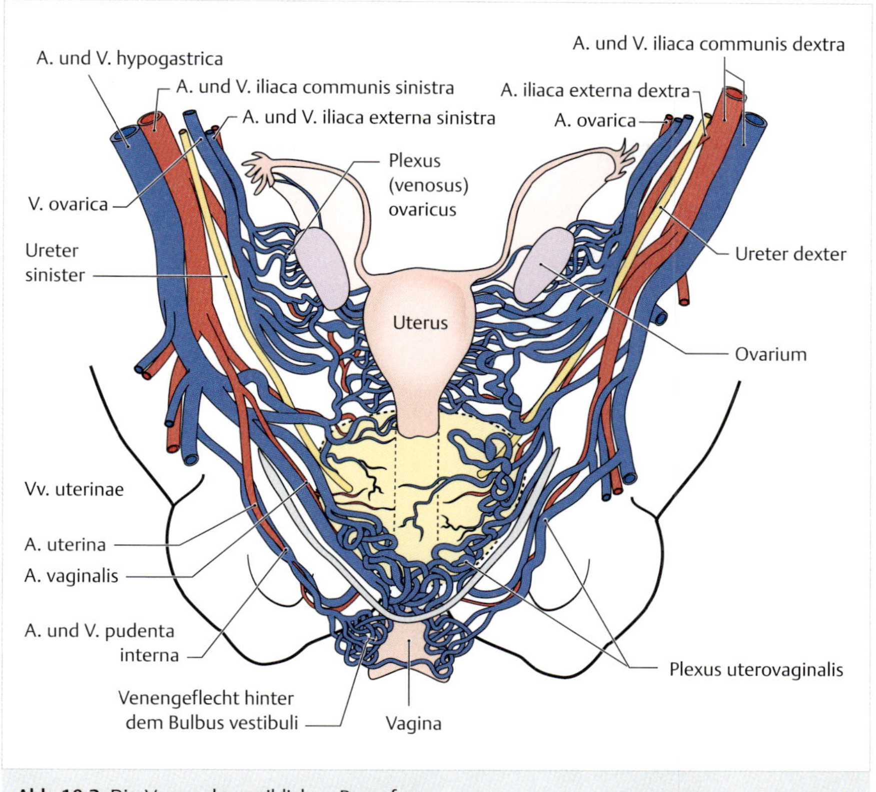

Abb. 10.2 Die Venen des weiblichen Rumpfes.

dies durchaus Einfluss auf den arteriellen Gefäßtonus nehmen und in der Folge zu einer verminderten Durchblutung mit Hypoxie oder gar Ischämie führen, worauf die peripheren Nerven sehr empfindlich reagieren. Befindet sich ein Mensch mit einer grundsätzlich schon abnorm erhöhten myofaszialen Spannung in Ruhe und bewegt sich nicht, dann kann dieser Einfluss schnell kumulieren und Nerven und Gefäße werden deutlich unter hypoxischen Stress gesetzt. Davon ausgehend, dass es bei Bewegung wieder zu einer intermittierenden Entlastung und Entspannung der perivaskulären und perineuralen Faszien und damit besseren Perfusion kommt, erscheint es nur folgerichtig, dass der Patient Bewegungsdrang verspürt, was zu einer Linderung der Symptome führt.

10.4.6 Neurovegetativer Einfluss

Die Regulation des Gefäßsystems mit allen seinen Komponenten ist in seiner Gesamtheit vielen Faktoren unterlegen. Einen wichtigen Einfluss nimmt das vegetative Nervensystem. Das sympathische Nervensystem arbeitet vornehmlich vasokonstriktorisch, sowohl bei den Arterien als auch bei den Venen. Überträgersubstanzen sind Adrenalin und Noradrenalin, die entweder über das Blut zirkulierend an den Rezeptoren der Gefäßwände ansetzen (systemische Wirkung) oder aus den Nervenendigungen der Gefäßnerven sezerniert werden, damit also eher lokal wirken.

Eine allgemeine parasympathische Gefäßinnervation existiert nicht, nur an einzelnen lokalen Stellen wirkt der Parasympathikus über cholinerge Fasern vasodilatatorisch (im und am Schädel, Schwellkörper der Genitalorgane, im Verdauungstrakt, in den Schweiß- und Speicheldrüsen). Somit ist eine Abnahme des Gefäßtonus eher auf eine Abnahme der sympathischen Innervationsimpulse zurückzuführen. Vasodilatatorisch wirkt u. a. auch Dopamin über eine Hemmung der vasokonstriktorischen Mechanismen. Die sehr komplexen Vorgänge und Mechanismen der Vasomotorik sind bis heute nicht komplett verstanden und erforscht. Als gesichert gilt, dass ein anhaltend erhöhter Sympathotonus einen erheblichen Einfluss auf die Vasomotorik nimmt. Klinisch äußert sich eine anhaltende Vasokonstriktion in Hypertension, Schmerzen und schlechter Funktionalität des versorgten Gewebes.

Abnorme Innervationsimpulse können ihren Ursprung neben den beschriebenen AIGS aber auch reflektorisch über die inneren Organe nehmen. Die Grundlage der Betrachtung sind die viszero- und somatosomatischen Reflexe. Die Afferenzen einer dysfunktionalen oder pathologisch veränderten Struktur (inneres Organ, Bewegungsapparat usw.) gelangen übermäßig wiederholt oder gar als Dauerimpulse über das Hinterhorn zum entsprechenden Rückenmarkssegment und lösen dort reflektorisch vegetative oder motorische Reaktionen aus. Die Folge sind u. a. Veränderungen der Vasomotorik in den Efferenzen selbiger Segmente und ein Anstieg des muskulären Tonus der von dort motorisch innervierten Muskulatur.

Die sympathischen Ursprungszellen für die untere Extremität liegen in den Segmenten TH10–L2 [3]. Die Axone der präganglionären Neurone verlaufen im Grenzstrang abwärts und werden in den lumbalen und sakralen Grenzstrangganglien umgeschaltet. Die postganglionären Neurone erreichen über den Plexus lumbosacralis die untere Extremität, Beckenboden und Genitalien. Assoziierte Organe sind im Abdomen der Dünndarm (Th 9–10), proximales Colon (Th 12–L 1), Niere und Nebenniere (Th 12–L 1) sowie im Becken distales Kolon und Rektum (L 1–L 2), Blase, Uterus und Genital (Th 12–L 1, L 2) [8]. Störungen in diesen Organen können also reflektorisch als pathologische Impulse zu den Beinen „weitergeleitet" werden und Reizerscheinungen nach sich ziehen.

Beides, sowohl die Dysregulation des Gefäßsystems als auch Störungen der assoziierten inneren Organe, könnten der RLS-Symptomatik zuträglich sein.

10.4.7 Muskuläre und fasziale Spannungen

Eine große Rolle ist der muskulären und faszialen Spannung zuzuordnen, die sich nachweislich bei Sympathikusaktivierung durch eine Änderung der zellulären Aktivität der Faszien erhöht [5], [6]. Die Erfahrung zeigt, dass sowohl bei stress- oder angstbelasteten, oft bei älteren Menschen und bei Sportlern selbst in Ruhe der Grundtonus erhöht bleibt. Möglicherweise findet dies u. a. eine Begründung darin, dass nicht die sympathischen Neurotransmitter, wie die Katecholamine, die Faszienkontraktilität direkt erhöhen, sondern der unter Sympathikuseinwirkung nachgewiesene Anstieg des Zytonkins TGF-β1, bekannt als einer der stärksten Myofibroblastenstimulatoren, für eine Zunahme der Faszienspannung sorgt.

Zudem verstärkt eine pH-Wert-Absenkung im Gewebe die Myofibroblastenkontraktilität signifikant, wovon bei den beschriebenen Perfusionsstörungen sicher ausgegangen werden kann.

10.5 Zusammenfassung

Im Hinblick auf das primäre RLS bleibt die Vermutung, das ein anhaltender hoher muskulärer Tonus und/oder Faszientonus mit oder ohne Adhäsionen durchaus in der Lage sein könnte, Spannungen auf das perivaskuläre und das perineuronale Gewebe zu übertragen und die Gefäße und Nerven mechanisch derart zu beeinflussen, dass es zu den erwähnten lokalen und systemischen Perfusionsstörungen mit allen Folgen bis hin zur abnormen Impulsgenerierung und Strukturveränderung in und an den Nerven und damit zu den quälenden neurologischen Erscheinungen kommen kann.

Direkte mechanische Einflüsse durch degenerative Vorgänge an der Wirbelsäule (Spondylophyten, Neuroforaminaeinengung, BSV usw.) durch umgebendes Gewebe bei Nervendurchtrittspunkten können ebenso Einfluss nehmen wie die indirekte, reflektorische Beeinflussung von Nerven und denen mit ihnen assoziierten Blutgefäßen durch Dysfunktionen oder Pathologien der inneren Organe oder anderer neurovegetativ verschalteter Strukturen des Körpers (▸ Abb. 10.3).

Wichtige Stimuli für die AIGS, abnorme Nervenimpulse zu generieren, sind:

- höhere Temperatur
- metabolisches und chemisches Milieu
- Ischämie, Hypoxie, Blutgasveränderungen
- Zytokine (TGF-ß1)
- verminderte Gleitfähigkeit des Perineuriums gegenüber dem umgebenden Gewebe

Solche Stimuli können die Folge sein von:

- lokalen und systemischen Stauungsphänomenen durch Abflussbehinderungen, Bewegungsmangel
- Kompressionsphänomenen der Nerven und Gefäße (knöchern, muskulär, faszial, extern durch z. B. Schienen, Bandagen etc.)
- andauerndem erhöhtem Sympathikotonus

Es ist offensichtlich, dass sich die Mehrzahl der möglichen Ursachen eines primären RLS einander bedingen – eine vollständige Differenzierung ist nicht möglich. Vielmehr sollte der Therapeut zusammen mit dem Patienten versuchen, die Vielzahl der Möglichkeiten bei der Befundung und Behandlung in Betracht zu ziehen.

Ursachen (▸ Abb. 10.3) für ein RLS können sein:

- zirkulatorische Stauungsphänomene Becken und untere Extremität
- mechanische Beeinträchtigung von Gefäßen und Nerven
- psychische Faktoren

Überblick Grundlagenwissen

- Anatomie/Topografie LWS, Becken, untere Extremität
- Anatomie/Physiologie peripherer Nerv

Literatur

[1] Clarenbach P, Benes H. Restless-Leg-Syndrom – Die unruhigen Beine. 2. Aufl. Bremen, London, Boston: Uni-Med Verlag AG; 2006

[2] Elsbeck U. Zervikale Radikulopathien – Aktuelles manualtherapeutisches Management im Evidenzbasierten Zeitalter. Manuelle Therapie 2006; 10: 126–134

[3] Meert G. Das venöse und lymphatische System aus osteopathischer Sicht. 2. Aufl. München: Elsevier; 2014

[4] Rohen JW. Funktionelle Neuroanatomie. Lehrbuch und Atlas. 6. Aufl., Stuttgart: Schattauer; 2001

[5] Salminen A. Peripheral Hypoxia and Autonomic Responses in Restless Legs Syndrome. Acad Diss. To be presented, with the permission of the Board of the School of Medicine of the University of Tampere, for public discussion in the Jarmo Visakorpi Auditorium of the Arvo Building, Lääkärinkatu 1. Tampere: March 14th, 2015

[6] Schleip R, Findley TW, Chaitow L et al. Lehrbuch Faszien. München: Elsevier; 2014

[7] Stecco C. Atlas des menschlichen Fasziensystems. München: Elsevier; 2016

[8] Walter AS et al. Minimal- und Fakultativ-Kriterien des RLS. International RLS Study group; 1995

[9] Wancura-Kampik I. Segment-Anatomie. 2. Aufl. München: Elsevier; 2010

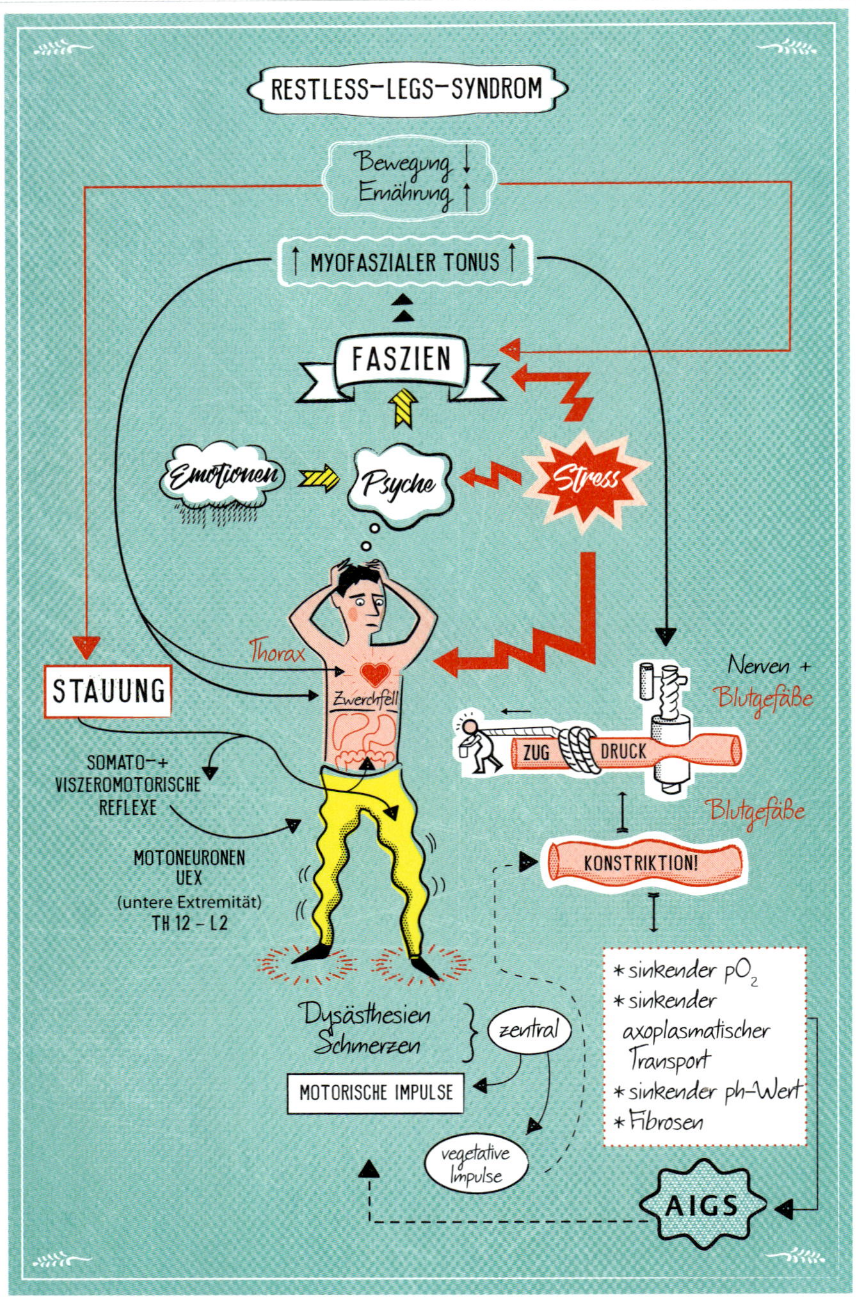

Abb. 10.3 Zusammenfassung der Einflüsse bei RLS.

Teil 11

Anhang

11 Literatur

Barral JP. The Thorax. Seattle: Eastland Press; 2004
Barral JP. Trauma. Kötzting: Verlag für ganzheitliche Medizin; 2003
Bauer J. Warum ich fühle, was Du fühlst. München: Heyne; 2005
Bauer J. Das Gedächtnis unseres Körpers. Heidelberg: Piper; 2010
Bear M, Connors B, Paradiso M. Neurowissenschaften. Stuttgart, New York: Springer Spektrum; 2009
Brügger A. Die Erkrankungen des Bewegungsapparates und seines Nervensystems. München: Gustav Fischer; 1980
Caporossi R. Le Systeme neurovegetatif et ses Troubles fonctionells. Edition de verlaque, Aix en provence; 1995
Croibier A. Diagnostik in der Osteopathie. Berlin: Elsevier; 2006
Hansen K, von Staa K. Reflektorische und algetische Krankheitszeichen der inneren Organe. Stuttgart: Thieme; 1938
Hazzard C. The Practice and Applied Therapeutics of osteopathy. By American School of osteopathy, Kirksville; 1900
Hohmann D, Kügelgen B, Liebig K et al., Hrsg. Neuroorthopädie 1–3, Berlin: Springer; 1983
Hüther G. Etwas mehr Hirn, bitte. Göttingen: Vandenhoeck & Ruprecht; 2015
Keleman S. Emotional Anatomy. Berkeley, CA: Center Press; 1985
Freiherr Knigge A. Über den Umgang mit Menschen. Stuttgart: Reclam; 1991
Meert GF. Das venöse und lymphatische System aus osteopathischer Sicht. München: Elsevier; 2014
Meert GF. Veno-lymphatische kraniosakrale Osteopathie. München: Elsevier; 2012
Mitchell F, Mitchell P. Handbuch der MuskelEnergieTechniken 1–3. Stuttgart: Hippokrates; 2004
Müller LR. Lebensnerven und Lebenstriebe. Berlin: Springer; 1931
Oschman JL. Energiemedizin. München: Elsevier; 2006
Pischinger A. Das System der Grundregulation. Stuttgart: Haug; 2004
Rensing L, Koch M, Rippe B et al. Mensch im Stress. München: Elsevier Spektrum; 2006
Schiffter R. Neurologie des vegetativen Systems. Berlin: Springer; 1985
Stecco C. Atlas des menschlichen Fasziensystems. München: Elsevier; 2016
Sturm A, Birkmayer W. Klinische Pathologie des vegetativen Nervensystems 1–2. Stuttgart: Gustav Fischer; 1977
Van Craneburgh B. Segmentale Phänomene. München: Kiener; 2011
Van den Heede P, Danjon J-L. Das kardiovaskuläre System in der Osteopathie. München: Elsevier; 2013
Wancura-Kampik I. Segment-Anatomie. München: Elsevier; 2010
Wernham J, Hrsg. The Littlejohn Lectures. By John Wernham College of Classical Osteopathy, Maidstone; 2008

Sachverzeichnis

A

B

C

D

E

F

G

H

I

J

K

L

M

N

O

P

Q

R